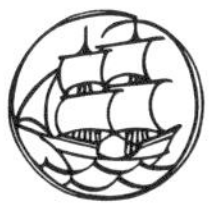

Das Kräuterbuch des Johann Christoph Ende

Herausgegeben und mit einem
Nachwort versehen von Renate Schipke

Insel Verlag

Insel-Bücherei Nr. 2045

Das Kräuterbuch des Johann Christoph Ende

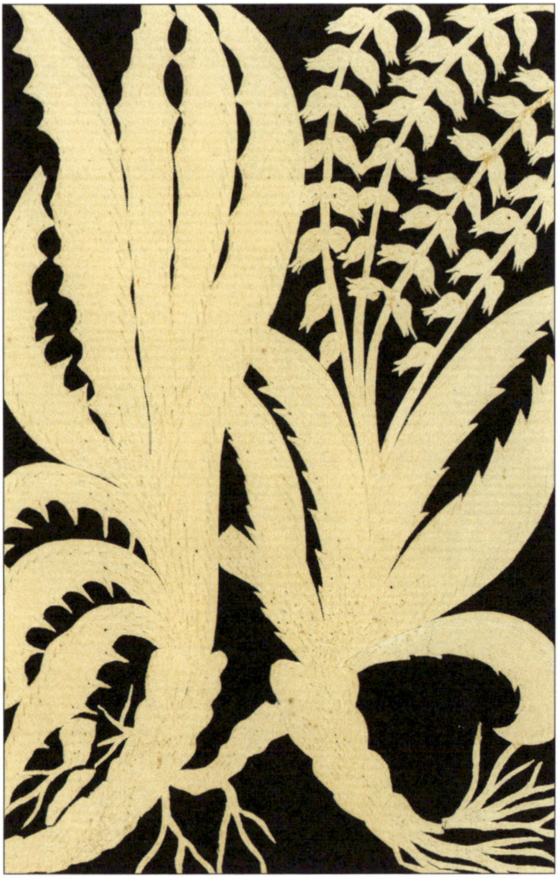

ALOE

Alöe, Aloe vulgaris, vnd Alöe spinosa. Zweyerlei Geschlechte sind allhier vorgestellet. Gemein Alöe hat eine dicke, schuppichte Wurtzel, aus welcher lange, breite, dicke, glatte, gekrümmete Blätter wachsen, am Rande mit Stacheln besetzt, und mit Zähem Saft erfüllet. Zwischen den Blättern kömt der Stängel hervor, daran gelbe auch Weiße Blümel hangen. Der Saam ist dem Affodill Saamen gleich, wächst inn Arabia, Asia vnd India, wird auch in Welsch- vnd Teutschland nunmehr aufgebracht. Dieses Gewächse Reucht [= riecht] starck, eines sehr bittern Geschmacks.

Geschlecht.

Gestalt.

Ort.

Aloe ist inn seiner Natur Warm vnd trocken im dritten grad. Zeucht ein wenig zusammen, dabei einer stärckenden heilenden vnd reinigenden Eigenschaft. Treibet die Phlegmatische schleumige Feuchtigkeit durch den Stuhlgang, wiederstehet der Fäulnuß. AEgineta, Mesue.

Temperament.

Wirckung.

Der Saft inn den Apothecken wird aus Indien [eingeführt], ist Zweyerlei: das Erste wird Alöe succocitrinum genand, ist Leibfarb[en], sol rein vnd klar sein, vnd sich leicht zerreiben laßen. Das ander Alöe Caballinum, ist Sandicht, schwärtzlicht, wird zu Roßartzneien gebraucht.

Aloe. Säfte.

Artznei Gebrauch.

Alöe täglich ein wenig gebraucht, bewahret vor vielen schweren Zufällen, bringt Stuhlgänge, purgiret die Galle vnd den Schleim, reinigt vnd stärckt den Magen, bekömt der alten erkalteten Leber wol, zertheilet die Gelbe-Sucht.

Wenn dem Frauenzimmer die gewöhnliche Zeit verstanden ist, sollen(!) sie alle Tage 3. Pillulen von Alöe, Mastix vnd Wermuttsaft bereitet, einnehmen. Oder sicherer zuverfahren: nimt man Alöe ein Loth,

Stuhlgang machen.

purgiren Galle, Schleim austreiben.

Magen stärcken.

Gelbe-Sucht zertheilen.

Frauen Monatzeit – bringen.

formiret davon 30. pillulen, giebt es ihnen inn
Poleysaft ein.

purgans.

So man Vollkommen purgiren wil, wird Alöe biß 3 quintl[ein] schwer gebraucht.

Pest pillulen.

Inn den Apothecken hat man auch Zweyerley Pillulen, von Alöe. Die Ersten werden von Aloe, Myrhen vnd Safran gemacht, so man pestilentiales nennet, weil Sie vor pest vnd Fäulnuß bewahren, sie Stärcken auch alle Sinne.

Haubt – Magen pillulen

Die Andern Alöe Phanginae sind zu dem Haubt vnd Magen dienlich. 1. quintl[ein] machet 2. sanfte Stuhlgänge. Das Haubt zu Reinigen werden sie 2. Stunden nach dem AbendEßen: den Magen zu reinigen, 1. Stunde vor dem AbendEßen eingenommen, die Melancholischen aber sollen Alöe meiden als Gift, inngleichen Wer beschwerung an der Gölldnen Ader hat, vnd dürr, oder sehr alt ist.

Alöe spinosa.

Gestalt.

Das andere Geschlecht Alöe spinosa hat ebenfals eine dicke, lange, krumme Wurtzel, aus welcher andere nebenWurtzeln wachsen, hat viel lange breite Grüne Blätter, an den Seiten mit scharfen Spitzen besetzt, sind sehr saftig, eines bittren Geschmacks,

ort.

ist gar ein fremd Gewächse, wird aus den Occidental[en] Insuln inn Teutschland bracht.

Zu Valentia in Spanien wird es Filey, agulla, daß ist Faden vnd Nadel genennet, dieweil die Spitzen für eine Nadel, die inneren Fase[r]n aber für Faden gebraucht werden, also daß man Leinwand daraus machet.

Vmb Mexico wird aus diesen Blättern Papier gemacht.

Wunden heilen.

Man kan die Blätter auch auf Kohlen braten, den Saft ausdrucken, vnd inn die frische[n] Wunden gißen, so heilen sie bald.

Die Priester daselbst, pflegen sich bei Ihren Opfern mit dem dorn, so an den Blättern wächst, zu stechen.

Tabernaemontanus im Großen Kräuterbuch, part. 2. fol. 404.

Die Americaner heilen die Frantzosen mit dieser Alöe. Sie nehmen ein Stück, schneiden es klein, thun es in einen Hafen, vermachen Ihn, wol mit Leim, kochen es 3. Stunden, darnach tragen sie den Hafen zu dem Patienten, machen ihn auf vnd laßen den Dampf ihm unter die Augen gehen, so verursacht er einen starcken Schweiß, diß widerholen sie etlich mahl wo noth.

Frantzosen heilen

Schweis treiben

Loth: Maßeinheit der Masse, 1 Loth entspricht allgemein einer Menge zwischen 14 und 18 Gramm, Faustregel: etwa »ein Löffel voll«

Qu(intlein oder quentlein): historisches Handelsgewicht, entspricht etwa dem vierten Teil eines Loths (um die 4 Gramm), in Deutschland nur als Apothekergewicht gebraucht

Welschland – d. h. (im 17. Jh. häufig) Frankreich (aber auch Italien)

Aegineta s. Personenregister

Mesue s. Personenregister

gölldne (güldne) Ader(n): allg. Venen im Mastdarm, Hämorrhoiden (blutende Knoten in den Mastdarmvenen)

Tabernaemontanus s. Personenregister

Frantzosen: Franzosenkrankheit (morbus gallicus), d. i. Syphilis (vermutlich Ende des 15. Jahrhunderts durch die amerikanische Exkursion des Christoph Kolumbus nach Europa eingeschleppt; die Infektionskette führte über Spanien und Italien nach Frankreich und erhielt hier ihren Namen, sie breitete sich später auch in den asiatischen Ländern aus)

Hafen (mhd.) – d. h. Geschirr, Topf

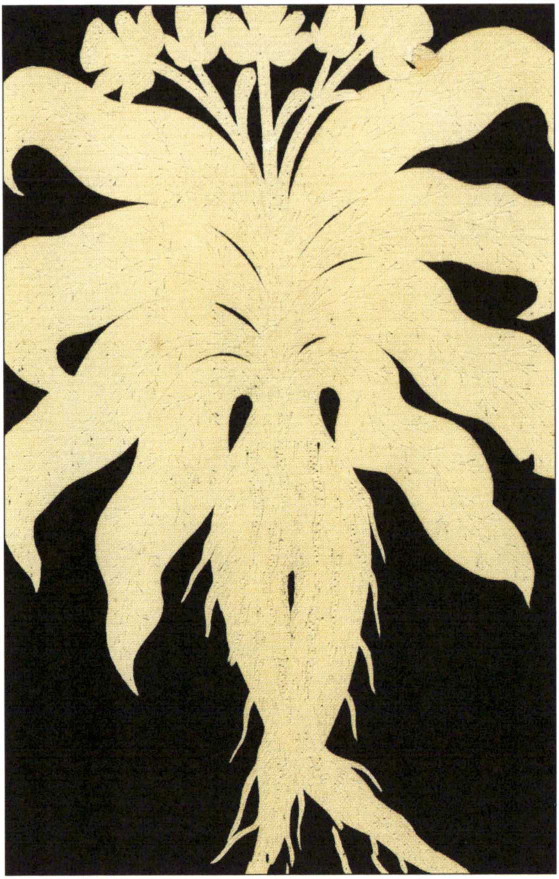

ALRAUNE

oder (lat.) Mandragora

Alraun. Mandragora ist Zweyerlei, Männlein vnd Weiblein. Das Männlein beim Dioscoride, Morion genant hat eine Weißlichte Wurtzel, daraus wachsen lange breite, bleichgrüne, gegen der Erden abhangende Blätter gleich dem Manngolt, mit vielen Adern durchzogen, auf den Stengeln erscheinen etliche Bleichgelbe Blümlein, wenn sie abfallen, folgen Safranfarbene Äpfel, worinnen breiter ausgehölete[r] Saame Verschlossen ist. Alraun Weiblein, Thridacias genant, trägt kleinere, schmälere vnd braunere Blätter, die Äpfel sind länglichter vnd bleicher.

Geschlechter.

Gestalt.

Alraun wächst auf Hohen Gebürgen, sonderlich auf Vnserm Schlesischen, so genandten Riesen-Gebirge, wird aber auch inn Lustgärtten gezeuget.

Ort.

Es blühet im Julio. im August werden die Berlein oder Apfel(!) reif.

Zeit.

Es wil an einem Schattichten ort gesäet oder gepflantzet sein.

Wartung

Mandragora, vnd zwar innsonderheit die Wurtzel-Rinde ist kalt im dritten vnd trucken im ersten grad. Ihre Kraft ist erweichen, Schmertzen stillen. Innwendig gebraucht, wircket es Stuhlgänge vnd Erbrechen, eben wie schwartze Niesewurtz. Matthiolus, Fuchsius, Dioscorides

Temperament

Artznei-Gebrauch.

Es machen die Landfahrer mit dieser Wurtzel viel Wesens, sagen sie müße unter einem Galgen ausgegraben werden, darzu gehöre ein Schwartzer Hund, der sie mit einem Strick ausreiße, da schreie die Wurtzel, darumb müße der Ausgraber die Ohren Verstopfen, das er es nicht höre, sonst stehe er inn Gefahr seines Lebens. Verkaufen sie also Teuer, sagen sie mache glückseelig vnd die Frauen Fruchtbar. Tabernaemontanus.

Aberglauben vom alraun.

Empfindlichkeit beheben. Glieder ohne Schmertzen ablösen. Schlafend machen.

Die Rinde der Wurtzel in Wein gesotten, denen gegeben die man ohn alle enpfindlichkeit(!) schneiden oder ein Glied ablösen wil, denn es macht schlafen. Es muß aber wohl acht gegeben werden, daß der patient nicht gar im Todt endschlafe, darumb muß Scharfer Eßig auf das Haubt gesprenget werden, wie auch gestoßener Pfefer vnd Senf vor die Nase gehalten vnd Niesend gemacht, daß der patient erwachen müße.

Geschwulst verzehren. Kröpfe vertreiben. Bäulen vertreiben.

Die Wurtzel mit Waßer gesotten, vnd aufgelegt, verzehret alle Geschwulst. Item die Kröpfe. Inn Wein gesotten, oder süßem Mandeloel, oder Schweinen Schmaltz, vnd aufgelegt, erweichet alle Harten Geschwulsten vnd Bäulen, sonderlich wenn ein wenig Oppoponax darzu gethan wird.

Helfenbein weich machen.

Diese Wurtzel macht das Helfenbein so weich, wenn es damit von 5. biß 6. Stunden gesotten wird, daß man es wie Wachs biegen vnd formiren kan.

Schleim, schwartze Galle austreiben.

Den Saft aus der Wurtzel geprest, thut man inn ein Steinern geschirr, biß er dicke wird, davon ein Drittel eines quintleins schwer mit HonigWaßer eingenommen, treibt den Schleim vnd Schwartze Galle aus wie die Niesewurtz, welches bey denen vnnsinnigen Menschen zugebrauchen ist, doch daß nicht mehr genommen werde, sonst tödtet es.

Vnnsinnige curiren.

Schlafend machen.

Wer die Beeren oder Äpfel dieses Krautes haben kan vnd reucht [= riecht] darann, dem bringen sie den Schlaf.

Zahnwee.

Vor Zahnwee koche die Rinde der Alraun Wurtzel, inn Eßig, halt denselben im Munde.

Entzündung v. Schmertzen der augen.

Vor Entzündung vnd Schmertzen der Augen, laß ein Decoct von der Wurtzel mit Waßer machen, und die Augen damit waschen. Oder mische den ausgepreßten Saft der Wurtzel mit unter das Augentrost Waßer. Diosc[orides].

Vor verhartteten Miltz, Nim die zerstoßene[n] Blätter, vermische sie mit Haselwurtz, vndt Safran, lege es als ein Pflaster auf die linke Seite. Rondeletius.

Miltz erweichen.

Dioscorides s. Personenregister
Schwarze Nieswurz: Christrose
Matthiolus s. Personenregister
Fuchsius s. Personenregister
Tabernaemontanus s. Personenregister
Oppoponax (»Gummiwurz«, Opoponax chronicum): der aus dieser Pflanze gewonnene Milchsaft galt als Universalheilmittel (Diosc. 3,48)
Rondeletius s. Personenregister

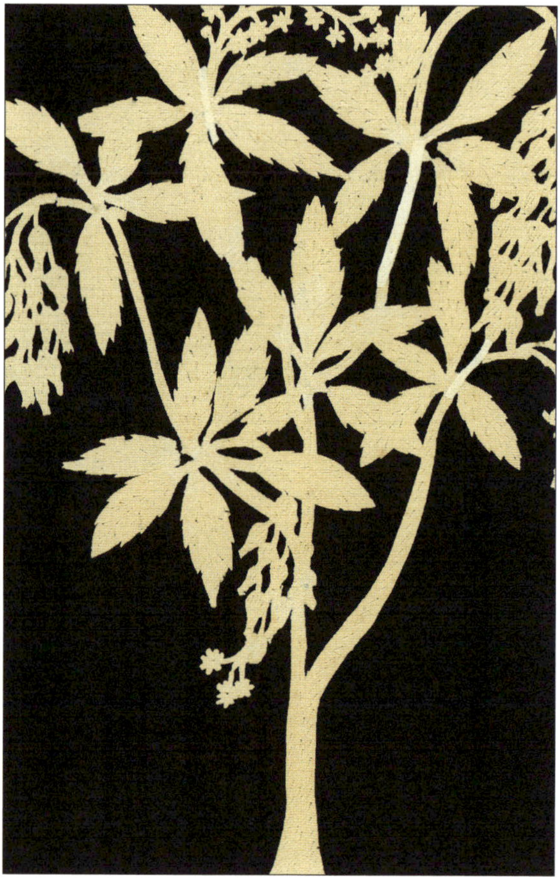

BERBERITZE

(auch Sauerdorn)

Berberißen. Versich. Berberis. Dieses Stauden-gewächs hat sehr hartte Zweige, von außen mit einer Äschfarben[en] Rinde vmbgeben, zwischen welcher vnd dem Holtz eine gelbe Schelfe sich befindet; das Holtz ist gleichfals gelbe, die Zweige, an welchen kleine, zartte am Rande gekerbte, vnd Säu[e]rliche Blättlein sich erzeigen, so an langen Stielen herab hangen, davon werden länglichte, saure, vnd wann sie reif, rothe Beerlein, darinnen ein klein harttes Saamkörnlein enthalten. — Gestalt.

Wird inn Gärtten gepflanzt. — ort.

Bekömt seine Blätter im April, die blühte im Majo. die Beerlein im Herbst. — Zeit.

Durch die Wurtzel-sproßen werden sie zu hecken fortgepflanzt. — Pflantzung.

Die Blätter vnd früchte sind kalt vnd trucken biß inn andern grad. — Temperament.

haben eine durchschneidende vnd auch zusammenziehende Kraft. Dodonaeus. — Wirckung.

Artznei-gebrauch.

Wenn man diese Beerlein mit Zucker einmacht, seind sie gutt inn den Hitzigen Febern den Durst zu leschen, inngleichen dienen sie dem Magen, machen Appetit zum Eßen. — Hitzige Feber. Durst leschen. Magen artznei. Appetit zum Eßen.

Nim der allerschönsten Träublein, reinige sie wol, mach einen Syrup mit Zucker wol clarificiret, vnd wenn er fast genug gesotten ist, vnd dicke wird, so wirf die Träublein drein, laß sie noch einmahl, doch nicht allzu sehr sieden, daß die Beerlein nicht zerspringen. — Berbißbeeren einmachen.

Nim gerstenWaßer, oder ander kühlend – zusammenziehend distillirtes Waßer ein halb Maaß, Berberiß-Syrup 6. Loth, trinck davon, leschet innerl[iche] Hitze, lindert die hitzigen Feber, die brennende Leber, das Hertz. vnd Verderbten Magen, stillet allerlei Flüße. — Innerl[iche] hitze leschen. Hitzige Feber lindern. Leber kühlen. Magen verderbt. Flüße stillen.

Zahnfleisch blutten, geschwollen. halßentzündung.

Gurgelwaßer.

Augen triefen.

Vor Blutt vnd geschwollenes Zahnfleisch, wie auch entzündung im Hallse, Nim der frischen oder gedörreten Früchte, eine handvoll, koche sie in einem halben Maaß Waßer, biß der dritte theil eingesotten, thue darzu 4. loth Maulbeer-Syrup, wasche das Zahnfleisch vnd gurgele den Halß damit.

Vor triefende Augen, Nim des Saftes von zeitigen Berberitzen, 1. loth, Rosenwaßer mische es, wasche dich ofters damit. Ein mehres wird vnten pag. [Angabe fehlt] beim Saurach zu lesen sein, welcher einerlei Wirckung mit den Berberißen.

Äschfarben (aschfarben): dunkelbraun, fast schwarz
Schelfe – d.h. (weiche, dünne) Schale
Dodonaeus s. Personenregister
Maaß: ein Ma(a)ß entspricht etwa einem Liter (schwankend)
Saurach: Entgegen der Ankundigung wird diese Pflanze im Kräuterbuch nicht beschrieben

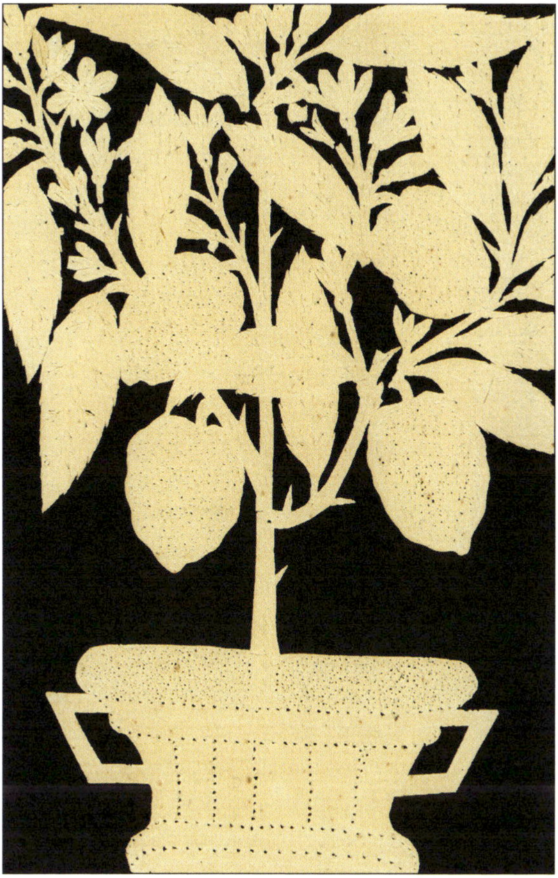

ZITRONENBAUM

Gestalt. Citronenbaum. Malus citria. Deßen Äeste sind mit einer grünen Rinde bekleidet, hat länglicht-dicke, glatte, grüne Blätter, die Blumen sind etwas röthlich, die Frucht, ist mit einer bleichgoldgelben Schaalen bedeckt, von Geruch sehr lieblich vnd angenehm, inn derselben ist ein hartt weißlicht Fleisch verborgen, welches ein klar vnd durchläuchtig Marck, mit einem angenehm Säuerlichen Safte erfüllet, umbfaßet. Der Saam oder die Kern[e] liegen inn gemeldtem Marck hin vnd wieder zerstreuet, vnd sind am Geschmack bitter. Derer Stämme werden von

ort. Genua, Lishabon etc. inn Teutschland gebracht, oder auch bei Vnß durch die Körner wiewol müh-

Zeit. sam aufgebracht, bleiben immer mit grünen Blättern bekleidet, es werden auch die Früchte nicht auf einmahl zeitig, sintemal auf einem Baum halb zeitige, zeitige, auch erst ankommende früchte zu finden sind.

Temperament. Die auswendige Schale ist Warm im ersten, vnd trocken im andern grad. Wiederstehet dem Gift und anklebenden Seuchen. Ihr saurer Saft kühlet vndt trucknet, hat daneben eine durchdringende

Wirckung. Kraft, der Saam ist Warm vnd trocken im andern grad. Dodonaeus, Matthiolus, Durandus.

Artznei-Gebrauch.

Gift – artznei. Stuhlgang treiben. Würme[r] tödten. athem stanck vertreiben.

Dioscorides schreibt, daß die Citron-Körner, inn Wein gesotten, und getruncken, gutt sein wider alles Gift, treiben den Stuhlgang, tödten die Würme[r], im Leibe, machen einen wolrichenden athem.

Innerl[iche] Fäulnuß. Hertz stärcken Ohnmacht.

Fernelius schreibt, daß der Citron-saft nicht allein wider alle innerliche Fäulnuß vnd Gift sehr kräftig sei, sondern er stärck auch das Hertz, inn Ohnmacht,

diene vortreflich wider Cardialgiam, Traurigkeit, Schwermutt.
Die Schwangern, so vnnatürliche Lüste empfinden sollen Citronen eßen, so vergehet ihnen der schädliche Appetit.
Die Citron-Rinde stärckt das Hertz, wiederstehet dem Gift, denn zu Pestzeiten sol man niemals ohn dieselbe sein, sondern stets im Munde halten, auch damit im Zimmer räuchern.
Mit Wein getruncken, treiben sie den Schleim aus dem Magen, Därmen vnd der Leber. Mit Wein gesotten den Mund damit ausgeschwenckt, hält die Zähne frisch vnd sauber.
Nim Citronschaalen, daran wol noch etwas Weißes kan gelaßen werden, seud sie als hartte Eyer, geuß darüber sehr heiß gesottenen Zucker, daß er darüber gehe, setze sie an die Sonnen, Morgends vnd Abends davon etwas ge[ge]ßen, sind sehr vortreflich denen die im Delirio laboriren, inngleichen den Lunge[n]süchtigen.
Der Syrupus acetositatis Citri wird also bereitet: Nim des Saftes von Citronen, nach belieben, halb so viel Zucker, koche sie bei einem linden Kohl[en] feuer, wol zu sammen, biß der dritte theil einsiede, hernach durch ein reines Tuch geschlagen, vnd dafern man ihn süßer haben wil noch ein theil geläuterten Zucker zu dem Syrup gethan, noch einmahl aufsieden laßen, sol er aber säuerlich sein bleibt es beim ersten. Dieser Syrup dienet wider alle gebrechen des Leibes so von Hitze entstanden, als allerlei Feber, continuae et intermittentes, denn es kühlet vnd benimt der Gallen ihre Schärfe.
Absonderlich sol er gebrauchet werden in allen Pestilentzischen Febern, denn er nicht allein der Pest vnd allem Gift wiederstehet, sondern bewahret auch das Hertz, daß kein Gift dem

Cardialgia.
Traurigkeit.
Schwangeren vnngewöhnl[icher] Appetit.
Hertz stärcken.
Gift wiederstehen.
Edle Pestartznei.

Magen-Schleim.
Därm, Leber-Schleim.
Zähne frisch behalten.

Delirium.
Lunge[n]sucht.
Syrupus acetositatis Citri praepariren.

Hitzige gebrechen des leibes

Feber artznei.
Galle lindern.
Pestil[entzische] Feber.
Gift widerstehen.
Hertz vor gift bewahren.

selben zueilen könne, stärckt vnd bewahret es vor Ohnmacht. Ohnmacht.

Ein mehres ist unten pag. [657-660] von pomerantzen zu finden.

durchläuchtig – d. h. durchsichtig
zeitig – d. h. reif
Dodonaeus s. Personenregister
Matthiolus s. Personenregister
Durandus s. Personenregister
Dioscorides s. Personenregister
Würmer: allg. Krankheitskeime, speziell: Eingeweidewürmer, Spulwürmer
Fernelius s. Personenregister
Cardialgia: Magenkrampf, der einen stechenden oder drückenden Schmerz in der Gegend der Herzgrube verursacht

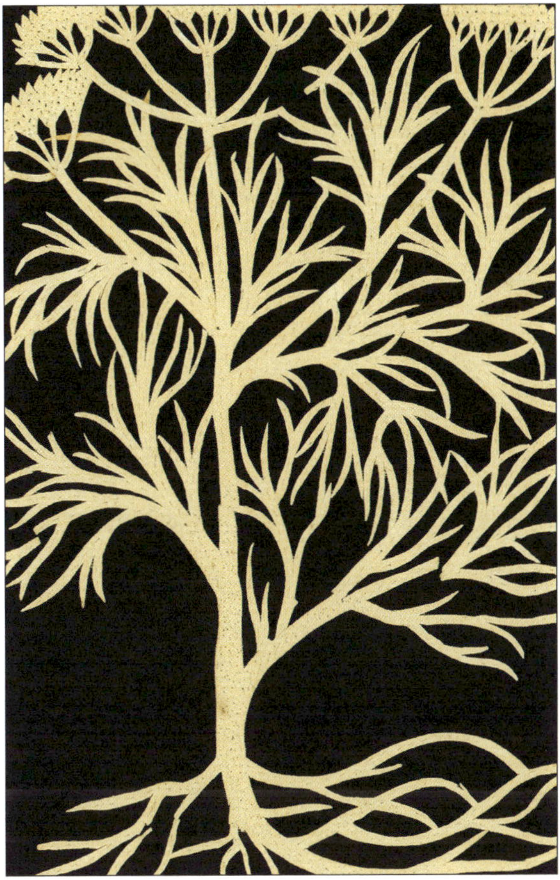

DILL

Gestalt. Dille. Anethum. Hat eine kleine zasichte Wurtzel, der Stengel ist sonst dem Fenchel sehr gleich, iedoch stärckern vnd vnnlieblichern Geruchs, auch mehr dunckelgrün, die KrantzWeisstehe[nden] blumen sind auch gelbe, der Saame platt, grün vnd rundlicht.

Ort. Wächst in allen Gärtten.

Zeit. Blühet im Iunio. Julio. Augusto. Im Mertzen wird es in gutte Erde, an einen Warmen Ort gesäet.

Temperament. Ist Warm in den dritten vnd trucken im andern grad

Wirckung. Verzehret, erweichet, stillet Schmertzen. Gal[enus].

Artznei-gebrauch.

Blöhung verhüten. Die Köche können der Dille nicht entberen, zumal unter das Grv̈nkraut gehackt, verhüttet alle blöhung [= Blähung]. Sie machen darumb die Gurcken mit ein.

Leibwee, Grimmen darmgicht. Mutterwee. Keusch machen. Frantzosen. Schlaf bringen. Magen aufstosen. Däuen machen. Frauen viel milch in brüsten machen. Alle die mit stetem Leibwee, Grimmen, darmgicht, vnd Mutterwee beladen, vnd Wiederwillen zur Speise haben, auch die so gern ein Keusches Leben führen wollen, die mit Frantzosen befleckt, die nicht schlafen können, die stets aufstoßen des Magens empfinden, die keine däuung [= Verdauung] haben, sollen inn ihren Speisen dille gebrauchen, desgleichen die Frauen so Kinder säugen, damit sie viel Milch bekommen.

Haubtwee. Die obersten Gipfel der dille mit den Blumen klein zerschnitten, vnd gestoßen, inn Baumoel gekocht, wie ein Pflaster warm übergelegt, stillet das Haubt Wee mit Verwunderung.

Schwere träume. Schlaffen machen. Welche des Nachts mit schweren Träumen geplagt werden, übel schlafen, schnarchen, aufahren, vnd aus dem Bette springen, sollen sich frisch dillkraut unter das Haubtküße[n] oder inn Ihr Schlafhaube legen.

Ohrenwee. Schmertzen stillen. Frisch dillkraut gestoßen, den Saft ausgedruckt, davon ein wenig inn die Ohren gethan, stillet die Schmertzen, mit frischer Butter warm übergelegt, lindert alle Schmertzen.

Das dilloel ist sehr dienlich zum Zahnwee, in die hohlen Zähn gethan. Zahnwee.

Geuß Baumoel auf die blumen, setz es 30. Tag an die Sonne, hernach inn heißem Waßer gesotten, die vorige Blumen ab vnd neue darzu gethan, wieder eingesotten, abgesiegen, so wird es immer kräftiger dill oel bereiten.

Galenus s. Personenregister

abgesiegen (absiegen) – d. h. abseihen oder durchseihen, abgeseiht oder durchgeseiht

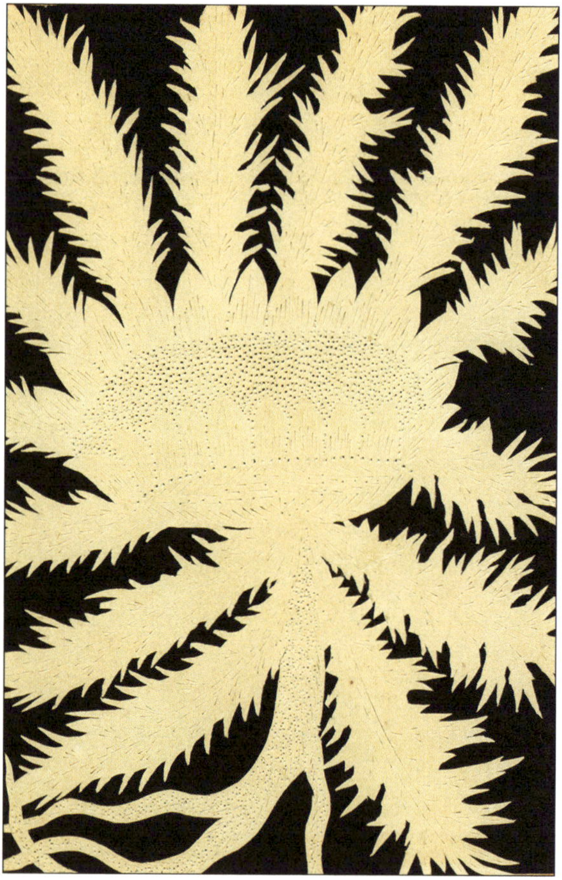

WEISSE EBERWURZ

(gemeint ist wohl die stängellose Eberwurz oder Silberdistel)

Eberwurtz. Carolina. hat eine rotfarbe[ne] Runde Wurtzel, innwendig Weiß, starken Geruchs. Die Blätter sind stachlicht, haben keinen Stengel, sondern liegen auf der Erden ausgebreitet, bald auf der Wurtzel, mitten zwischen den Blättern, bekömt es eine breite Blume, dornicht, scharf, bleichfarb, auch purpur Rot, welche endlich zu grauen Haaren wird, vnd Verfliegt, dazwischen ist der Saam. Dieser Blumen Knopf stehet allweg ofen, so der Himmel klar, ist er trübe, so schliest sie sich, Blühet im Heue- vnd August-Monat, Wächst auf rauhen Gebürgen. Die Wurtzel sol im Frühling ehe die Blum hervor komt gegraben werden. Die Wurtzel ist Warm vnd trocken im andern grad. Sie wird vom Kayser Carolo V. Carolina genand, weil bey seiner Regierung unter seinem Kriegsheer große pest entstanden, vnd Ihm ein Engel im Traum angezeigt, auf welch Kraut er diesen seinen Pfeil schißen würde, daß solte wieder die Pest gebrauchet werden, habe darauf der Engel den Bogen abgedruckt, vnd sei der Pfeil auf die Eberwurtz gefallen, womit hernach die Pest curiret worden. Tabernaem[ontanus].

Gestalt.

Zeit.

Ort.

Temperament

Historia.

Artznei-Gebrauch.

Die Wurtzel im Schatten gedört, gepülvert, vnd 1. quintl[ein] davon mit Wein eingenommen, wiederstehet allem Gift, fürnehmlich der Pest. Vnd Dioscorides schreibt, man solle diese Wurtzel an statt des Theriaks wider Gift vnd Giftiger Thiere biß inn Wein brauchen.

Ein quintl[ein] davon eingenommen, treibt aus die Bauchwürme[r], öfnet die Miltz-Verstopfung, inngleichen die Verstopfung der Leber, mindert die schwulst [= Schwellung] der Waßersucht, vertreibt die Gelbe Sucht, sonderlich, so man Andorn darzu thut. Theophrastus schreibt, so man wißen wil, ob der

Pest-artznei.

gift widerstehen.

giftiger thiere Biß.

Bauchwürme[r].

Miltz-Leber Verstopfung.

Schwulst lindern.

Waßersucht,

Gelbsucht.

Proba ob der patient des lagers sterben werde.

patient des Lagers sterben werde, oder genesen, solle man die Wurtzel sieden, vnd den patienten 3. Tage frühe damit waschen, dafern er es dulden könte, vnd ihm nicht zu wieder were, würde er des Lagers bald aufkommen.

Roßtäuscher Kunst zu den alten pferden. Alte pferde fett, vnd munter machen.

Sonst brauchen die Roßtäuscher die Wurtzel zu den alten Pferden, thun ein wenig pulver inn das Futter, das machet viel Fleisch, erhitzt den faulen Gaul, daß er springt vnd schertzet, eine Zeitlang. Sie thun auch ein wenig der Wurtzel inn das Gebieß, damit es die Zunge erhitze, vnd dem Pferde schaum errege.

Tabernaemontanus s. Personenregister
Dioscorides s. Personenregister
Theophrastus s. Personenregister
Theriak: seit der Antike bekannte, aus vielen Bestandteilen zusammengesetzte, meist opiumhaltige Arznei gegen tierische Gifte
Andorn: gewöhnlicher oder weißer Andorn, wird auch heute noch als Heilpflanze genutzt (Magen- und Verdauungsbeschwerden, Husten)

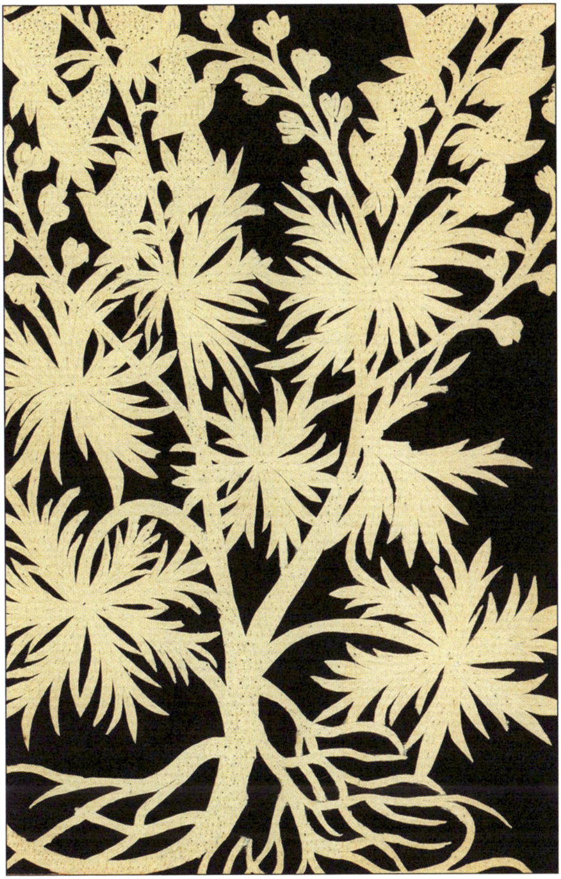

EISENHUT

Gestalt.

Eisenhutt. Napellus Hat eine Runde länglichte Wurtzel, aus welcher der Stengel wächst fast 3. Ellen hoch, der ist etwas roth vnd streiflicht, mit andern Nebenästlein, daran schwartze graulichte blätter hengen, sehr tief zertheilet vnd zerspalten: Oben am Stengel bekömt es blauer Blümlein, anzusehen wie eine Sturmhaube inn welcher Zwey Zünglein verborgen sein, wenn die Blumen verfallen, so kommen kleine Schöttlein je drey an einem Stiel, inn welchen klein[er] schwartzer Saam verborgen liegt.

Ort.

Es ist ein fremd Gewächß, wird aber wegen seiner schönen Blumen inn die Gärtte[n] gepflantzt.

Zeit.

Eisenhutt blühet im Majo vnd Junio, im August wird der Saame zeitig, welcher alle Jahr aufs neue gesäet wird.

Temperament.

Es wird vor Hitzig vnd trocken biß in den Vierdten grad, vnd ist dem Menschen vnd Thieren schädlich.

Artznei-Gebrauch.

Ärgstes Giftkraut.

Dieses Kraut ist vor allen andern Gewächsen, das ärgste Gift, daß auch der beste Theriak oder Mithridat nichtes darwider schafen kan, darumb wer es pflantzen wil, muß wol zuschauen, damit weder Vieh noch Mensch etwas davon geniße, weil es den gehligen Todt wircket. Tabernaemontanus.

Napel-gift widerstand thun.

Etliche schreiben, daß ein Halb loth des Smaragdi zu pulver zerstoßen, mit Wein eingegeben, das Napell-Gift überwinde.

Ein Fürst hat wunderbare curen wider den Napell vnd andere Gift[e] verrichtet, dergestalt: Er hat etliche große Fliegen, so auf dem Napell geseßen, genommen, Terram sigillatam, Loorbeeren, Mithridat, jedes 2. loth mit Honig vnd Baumöll gemischt, vnd eine Lattwerg davon gemacht. Tabernaemont[anus].

Die edelste Artznei wider Napell-Gift, ist das Kraut Anthora oder Giftheil. davon ist unten zu lesen.

Mithridat(ikum): eines der ältesten Arzneimittelzubereitungen (Universalheilmittel bzw. Gegenmittel); benannt nach dem pontischen König Mithridates VI. Eupator Dionysos (132-63 v. Chr.), der von Jugend an mit Giften und Gegengiften experimentierte
gehlig (= gehlich) – d. h. plötzlich
Lattwerg: Arznei in Breiform
Tabernaemontanus s. Personenregister

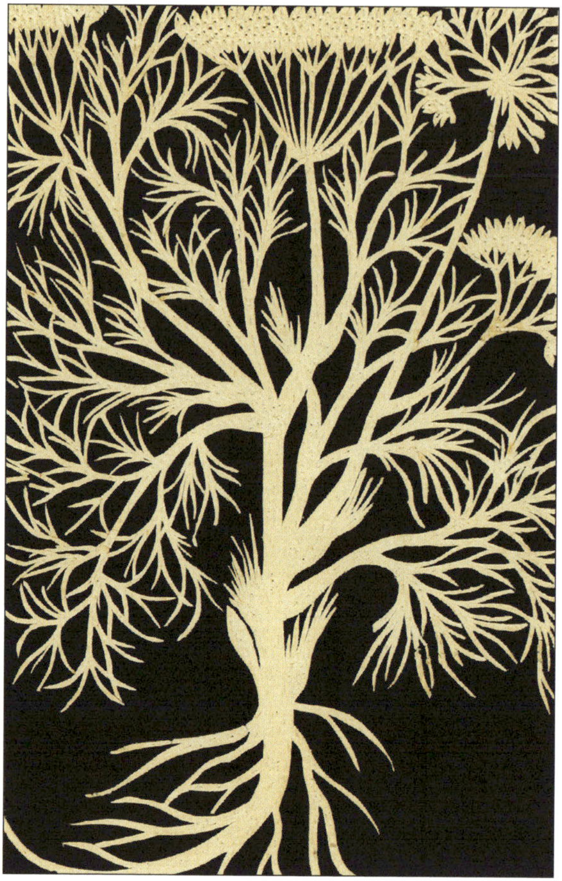

FENCHEL

Fenchel. Foeniculum. Hat eine lange, dicke Wurtzel, am geschmack Süß, mit einer Schärfe zur kleinen Bitterkeit geneigt: Mitten durch die Wurtzel gehet ein Hart[es], Holtzichtes Marck, die grünen blätter sind inn zartte Fädenlein Zertheilet, lieblichen Geruchs. Oben auf dem langen, dicken, holen, vnd mit einem weißSchwämmigen Marck gefülten Stengel, erscheinen schöne Dolden vnd Kronen, voll geeler blümlein, drauf folget der Saam, welcher länglicht ist. — Gestalt.

Er wird meistentheils inn Gärtten erhalten, anfangs im Martio gesäet, blühet im Junio vnd Julio, wechset hernach wol 10. auch 12. Jahr aus der Wurtzel von selbst, sonderlich an Steinichten Orten. — ort. Zeit. Pflantzung.

Er ist Warm im ersten grad. Öfnet Zertheilet, Verzehret, treibet den Harn. Brunfelsius. Dodon[aeus]: — Temperament. Wirckung.

Artznei-Gebrauch.

Dieses Edle Kraut dienet so wol inn die Küchel als zur Artznei. Inn der Küchel werden die jungen Kölblein zum Salat gebraucht. Man kan auch die Fische damit braten, vnd sie von ihrer Feuchtigkeit reinigen. — Salet-Kraut. Fische wol braten.

Der Fenchel-Saam ins Brod gebacken, dienet dem MagenWee, der darmgicht, schwerem Athem, Mutterschmertzen, lenden vnd Nierenwee, Verstopfung vnd blöhung des Miltzes, Grieß vnd Stein. — Fenchel-Brodt. Magenwee. Darmgicht. athem schwer. Mutterwee. Lenden, Nierenwee. Miltzverstopfung. Stein.

Es ist der Fenchel die Edelste Artznei, das tunckele Gesicht zu klären, vnd das gutte inn seinem Natürlichen Stande zu behalten. — Edelste augen artznei. NB

Schneid ein FenchelRöhr gleich am Gliede über der Wurtzel glatt hinweg, schabe das innere Weiße Marck rein ab, vnd thue darein gepülverten Zucker candis mit etwas Weißem Victril oder Gallicien-stein vermischt, ver mach oben das Röhr wol mit Wachß, Verbind es mit Leder, inn 8. Tagen bohr unten an der Wurtzel inn das Röhr, so wird ein klares — NB Edelste augen artznei.

Waßersucht.
Brust – Lunge reinigen.
Husten vertreiben.
Stimme hell machen.
Sood vertreiben.
Leber – Miltz, Blasen – Nieren Verstopfung.
Stein treiben.
Geelsucht.
Säugenden viel Milch machen.
Monatzeit treiben.
Harn treiben.
Augen Waßer.
Schweiß starck treiben.

Wäßerlein heraus laufen, das Verware wol, es ist die edelste Artznei in allen Zufällen der Augen, es erhelt das Gesichte hell, vnd klar biß inn den Todt. Tabernaem[ontanus].

Im BrachMonat wird das Waßer gebrand, dienet Vortreflich der Waßersucht, reinigt die Brust, vnd Lunge, macht weit umbs Hertz, vertreibt den Husten, macht eine helle Stimme, Vertreibt den Sood, eröfnet ie Verstopfung der Leber, des Miltzes, der Nieren vnd Blasen, treibt den Stein, die Geelsucht, giebt den Säugenden viel Milch, treibet die Monatzeit, den Harn, vnd ist ein Edles AugenWaßer, 4. biß 5 loth auf einmahl getruncken.

FenchelWaßer 6. loth mit 2. loth Malvasier getruncken, treibt den Schweiß über die Massen sehr vnd Gewaltig.

Ein mehres ist unten pag: [Angabe fehlt] vom Saufenchel zu finden.

Brunfelsius s. Personenregister
Dodonaeus s. Personenregister
Mutter (mhd. Muoter) – d.h. Gebärmutter
Gesicht – d.h. Sehkraft, Sehvermögen
Weißer Victril oder Gallicien-stein: wird auch als Heilmittel in der Rossarzneikunde verwendet (gegen entzündete Augen)
Brachmonat: Juni
Tabernaemontanus s. Personenregister
Sood – d.h. Sodbrennen
Saufenchel: Entgegen der Ankündigung wird diese Pflanze im Kräuterbuch nicht beschrieben

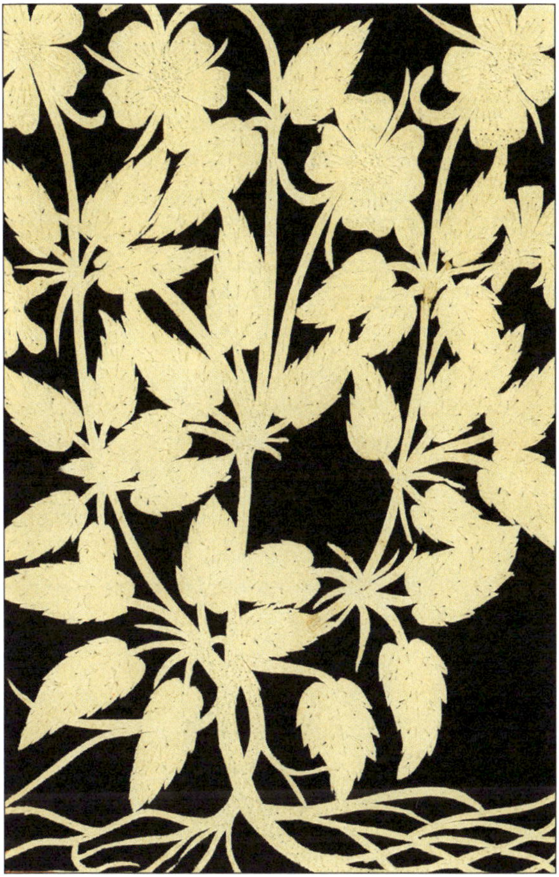

FREYSAMKRAUT

(heute: wilde Stiefmütterchen)

Gestalt. Freysamkraut. Viola Trinitatis. hat eine Zasichte Wurtzel, daraus kommen dünne, n[a]ckichte, knöpfichte Stengel, mit lenglicht runden, vnd rings umbher gekerften Blättern. Die Blüml wachsen auf besondern Stielen, den blauen Veilgen fast gleich, iedoch mit dreyerlei Farben sehr Zierlich unterschieden, als die obern Zwei blättlein sind gemeinigl[ich] Violbraun, die andern 2. Weiß, das Fünfte gelb.

ort. Wächset häufig inn Felldern vnd Gärtten.
Zeit. blühet gar Späte ins Jahr.

Temperament. Es ist temperirt feucht vnd kalt.
Wirckung. hat eine lindernde vnd erweichende Kraft. Dodon[aeus].

Artznei-Gebrauch.

Freisam benehmen. Böse Feuchtigk[eit] austreiben. Fresel der Kinder. Dieses Kraut in Wein gesotten, vnd getruncken, treibt die böse Feuchtigkeit aus, benimt das Freisam, sonderlich so man es den Jungen Kindern im brey zu eßen giebt.

Krätze. Es dienet dieses Kraut denen Krätzigen, darüber getruncken.

Brust-Schleim. Es hat eine zertheilende, durchdringende Natur, derohalben wer von Groben Schleim umb die Brust voll ist siede Freisamkraut inn Wein, trincke frühe davon, man kan auch OlandWurtzel, Isop vnd Fenchel darzu thun, vnd ein wenig braune Violblumen, so wird der Tranck desto kräftiger.

Brüche heilen. Schäde[n] heilen. Inn rothen Wein getruncken, Heilet brüche, fördert die Schäden[n] zur heilung.

Die Schwangere[n] sollen es meiden.

Frantzosen. Kretze. Schweis fördern. Das gebrandte Waßer thut alles das, dienet sonderlich inn den Frantzosen, es führet alles aus, was zwischen Fell vnd Fleisch von Vnnreinigkeit verborgen ist, daher die Kretze entstehet, fördert den Schweiß.

nackicht – d. h. nackt
knöpficht – d. h. knollig, knotig
Dodonaeus s. Personenregister
Freis(s)am: Milchschorf (zumeist bei Säuglingen)
Fräsel (Fres[s]el, Friesel[fieber], Fraisen): Epilepsie, Krampfanfälle, auch jede Art von Fieber mit Ausschlag

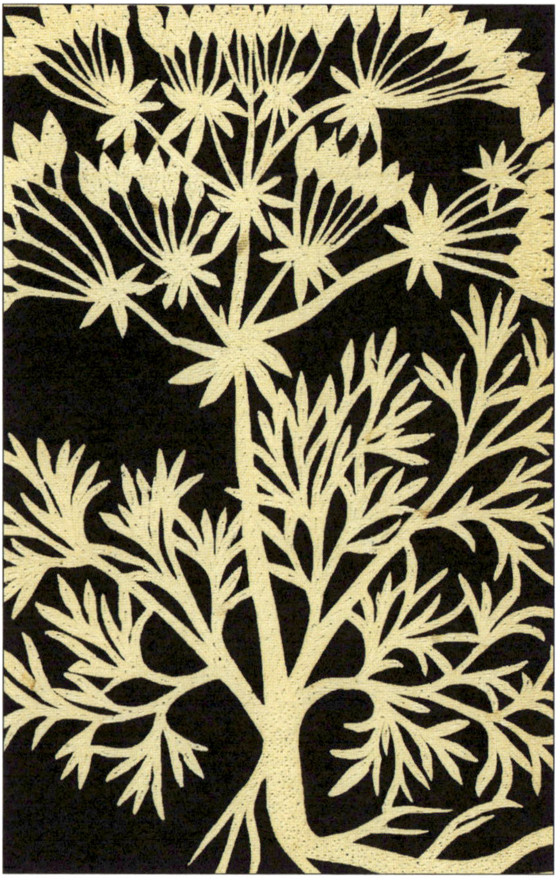

GALBANKRAUT

(fremdländische Doldenpflanze,
verwendet wird noch heute Galbangummi oder
Galbansaft, d. i. der Milchsaft in den Stängeln)

Galbankraut. Galbanifera Ferula. Hat eine Äschenfarben[e] Wurtzel, fingers dick, voll Hartzigen Saftes. Die Blättlein sind tief eingeschnitten, Oben auf dem Stengel vnd neben Ästlein bringt es seine Blumen, Kronenweiß wie der fenchel. Der Saam ist lang, breit vnd leicht wie Angelicksamen, eines lieblichen Geruchs, desgleichen auch das Kraut vnd die Wurtzel. Dieses seltsame Gewächß wird heutigen Tages von fleißigen Medicis vnd Apoteckern inn die Lustgärten gezeuget wächset sonst inn der Landschaft Syriens. Dioscorides lib. 3. cap. 85. Gestalt. Ort.

Galbansaft ist allein üblich inn der Artznei, wird inn Apotecken gekauft, kömt aus Syrien gen Alexandriam, von dar gen Venedig vnd andere Kauf- vnd Handels-Städte Teutschlandes. Er hat eine Kraft zu erwärmen, zu resolviren, zu digeriren, zu erweichen, v[nd] an sich zu ziehen. Galbansaft Wirckung.

Er ist Warm im Anfang des dritten, oder im Endes (!) des andern, vnd trocken im Anfang des andern grads. Temperament.

Artzney-Gebrauch.

Galban-Saft ist der beste, welcher dem Weyrauch ähnlich ist, körnlicht, lauter, feist, nicht holtzicht, der etwas von seinem Kraut vnd Saamen inn sich vermischt hat, eines starcken Geruchs, der nicht zu feucht noch zu dürr ist. Er wird gefälscht mit Hartz, Bonen meel vnd Gummi Ammoniaci. Galbansafts beschreibung.

Wenn man ihn lautern vnd saubern wil, so wirft man denselben inn Siedend Heiß Waßer, darinnen Zergehet er, vnd schwimmet das vnsaubere oben, hernach das Waßer abgegoßen. Galbansafts reinigung.

Galbansaft zu Pillulen formirt vnd verschluckt, thut wunderbaren Widerstand allem eingenommenen Gifte, wie solches Hali bezeuget. Gift widerstehen.

Mit Myrrhen vnd Wein getruncken, widerstehet dem

Item. Gift Toxico, damit die Pfeile vergift[et] werden. treibet auch die todte Geburt von Mutterleibe.

Galbansaft mit bitter Mandelkernnen, oder Rauten, oder HonigWaßer zerlaßen, vnd eingenommen, dienet wider den Alten Husten, kurtzen Athem, wider die Brüche vnd den Krampf, macht eine helle Stimme. Tabernaemontanus.

Husten. athem kurtz. Brüche. Krampf. Stimme hell machen.

Vor den Schmertzen des Miltzes: Nim 1. qu[intlein] GalbanSaft, mach pillulen daraus, verschlucke sie, es hielft Wunderbar.

Miltzwee.

Vor die Vnnfruchtbaren Frauen. Nim bereiteten Galban-Saft 1 ½ loth, Zertreib den inn 1. ℔. ZiegenMilch, laß ein wenig miteinander sieden, darnach spritz es Warm inn der Frauen Mutter.

Vnfruchtbarkeit der Frauen.

Gesauberten GalbanSaft einer Bonen groß inn guttem Weißen Wein zerlaßen, warm getruncken, hilffet wider die schwere Geburt, macht leicht geberen.

Geburt fördern.

GalbanSaft gereinigt, 1. qu[intlein] inn Ziegenmilch Zerrieben vnd getruncken, treibet aus die Muttergewächs, oder Monden kind.

Muttergewächs Monden kind austreiben.

Der Geruch des GalbanSaftes, erwecket die so von der fallenden Sucht, erstickung der Mutter vnd Schwindel niedergefallen sind: Erwecket die Schlafsüchtigen, mit Hirschehorn Vermischt.

Fallende Sucht. Mutter erstickung. Schwindel. Schlafsucht.

GalbanSaft inn den Holen Zahn gethan, stillet das Wehethun deßelben, mit Weyra[u]ch gemischt.

Zahnwee.

GalbanSaft mit Eßig Zerlaßen, wie ein Pflaster temperirt, Zertheilet die Knollen derer Glieder so vom Podagra verursacht sind.

Knollen vom Podagra vertreiben.

Dioscorides s. Personenregister
Hali s. Personenregister
Tabernaemontanus s. Personenregister
℔: alte Abkürzung für »Pfund«, (lat.) libra, entspricht etwa 500 Gramm

körnlicht – d. h. kräftig
lauter – d. h. rein, klar
feist – d. h. reichhaltig
Mond(en)kind: Missgeburt in Gestalt eines unförmigen Fleischklumpens

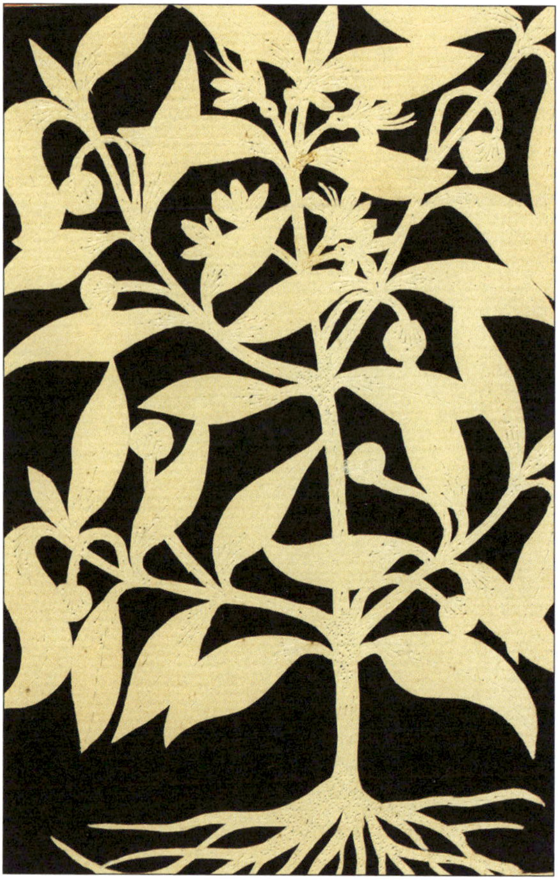

GEISSBLATT

(auch Waldwinden, Jelängerjelieber)

Geisblatt. Caprifolium, hat eine Holtzichte Wurtzel, daraus wechst ein dicker Stengel mit weißen neben Ästen besetzt, die Blätter sind hart, länglicht zugespitzt, gleich den Lorberblättern, oben grün unten Weiß, an den langen Stielen wachsen zwey weisse Blümlein, auf welche die frucht folget, wie Kirschen anzusehen, voll Saftes.

Wächset auf Bergen, inn Wälldern vnd dicken Büschen, auch umb die Haselstauden, wird auch inn die Gärte[n] gezeigt, Blühet im April auch Majo vnd Junio. Die Frucht wird im Herbste zeitig.

Wird für Warm und trocken gehalten, vnd sind die Blumen meist im gebrauch.

Artznei-Gebrauch.

Dioscorides meldet daß der Saam, der Geburt bald abhelfe, das Waßer vom Kraut gebrennet, der gebehrenden mit Lavendelsaamen eingegeben, auf 4. loth.

Die Blätter eingeweicht, davon bey 30. Tagen getruncken, machet die Frauen fruchtbar.

Die Blätter inn oel gekocht den Rückgrad damit geschmieret, erwärmt den gantzen Leib, Vertreibt den frost des Febers.

Daß etliche, vnnbedachtsamer Weise dieses Krautes Blätter zum Gurgelwaßer für die Bräune kochen, ist ein schädlicher fehler, aber aus dem Saft der blätter machen die Wundärtzte ein Salbe zu der Verwundeten hirnschale.

Aus den Blumen wird ein nützlich Waßer gebrand, zu stärckung des Haubtes, sonderlich denen sehr dienlich so zum Schlage geneigt sind, stillet das Hertzklopfen, dienet der Brust inn schwerem Athem, Keichen [= Keuchen] vnd Husten, inn Zwey Tagen 3. oder 4. Löfel voll getruncken, dienet wol wider den

Gestalt. Tabernaemontanus pag. 616. Lib. 2. Fig. 7: peridymenum rectum

Ort.

Zeit.

Temperament.

Kindesnöthe Geburt fördern

Frauen fruchtbar machen.

Feberkraft.

Leib erwärmen.

hirnschale verwundet.

Haubtstärckung.

Schlag.

Hertzklopfen.

Brustartznei.

athem schwer.

Keichen vnd Husten.

Alp. Nacht-drucken.
Geblütt reinigen.
Waßersucht vorbauen.
augenwaser.
augenflecke.
angesicht schön machen.
Blätterlein im angesicht.
Alte faule Schäde[n]
Krebs.
Brandleschung.
Miltz verstopfung.

Alp, oder drucken bey Nacht, reinigt das Geblütt, verhindert die angehende Waßersucht.
Euserlich wird es gebraucht zu den Augen, damit gewaschen, benimt die Flecke der Augen, macht das Angesicht schön, rein vnd glatt, Vertreibt die Blätterlein der Zeit.
Mit Alaun vermischt, die Alten faulen Schäde[n] damit gewaschen, saubert sie, fördert die heilung, mag auch zum Krebs gebrauchet werden.
Es ist auch eine kräftige Brandleschung, die Glieder damit gewaschen.
Vor verstopften Miltz, Nim Geißblatt Saamen, 1. qu[intlein] laß es klein stoßen, vnd etliche Tage nacheinander mit Wein einnehmen, solches treibet auch kräftig den Urin ab. Brunfelsus

Dioscorides s. Personenregister
Geblütt: Blutmenge des gesamten Körpers
Blätterlein: Pustel(n)
Schäde(n): Wunden oder Verletzungen
Brunfelsus s. Personenregister

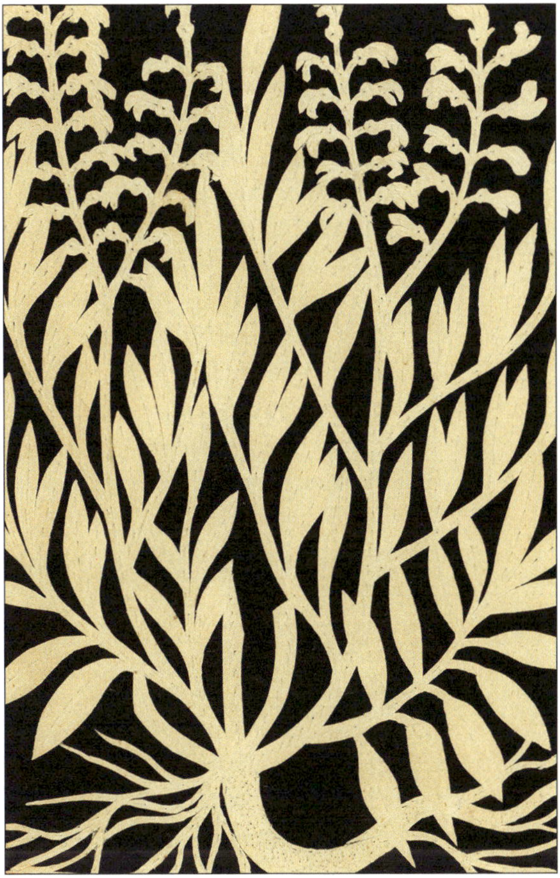

GEISSRAUTE

(auch Echte Geißraute)

Gestalt. GeisRautte. Ruta Capraria. Galega. Hat eine Weiße Wurtzel, fingers dick, holtzicht, mit viel Zaseln, bleibet vnnversehrt 3. Jahr im Erdreich, schlegt alle Jahr wider aus, gewinnet etliche Stengel, mit feisten, langechten Blättern von unden an biß oben aus bekleidet, Oben erscheinen bleich-purpurblawe äsichte blumen, den Vogelwicken gleich, nachden selben folgen kleine Schöttlein, darinnen der Saam verschloßen ist.

Ort. Es wächset gern inn feisten vnd feuchten Orten, an Gestad- Bäch- vnd Waßerflüßen.

Zeit. Dieses Kraut ist inn seiner ganzen substantz, tota proprietate der Gift zu wider. Blühet im Junio vnd Julio, der Saam wird im Herbst reif.

Temperament. ist Warm vnd trocken. treibet den Schweiß, wider-

Wirckung. strebet aller anklebenden Contagion. Galenus, Matthiolus.

Artznei-Gebrauch.

Edelste Gift artznei. Die Geißraute ist der besten Artzneien eine, wider alles Gift, sonderlich wider die Pest, die Zarten Blättlein

Salat - Kraut. mit andern Kräutern im Salat - ge[ge]ßen, oder zu pulver gestoßen, oder den ausgepreßten Saft, davon genoßen.

Edle Pest - artznei. So einem die Pest schon angestoßen, der nehme dieses Krautes, siede es inn Eßig den Halben theil ein, nehme der durchgesiegenen Brühe, 6. Vntzen, Zerreibe darinnen 1. qu[intlein] gutten Theriack, vnd ½ qu[intlein] Terrae Sigillatae, wenn nun alles wol vermischt, sol man es dem inficirten Menschen zu trincken geben, Ihn laßen niederlegen, Warm Zudecken, 3. Stunden drauf geschwitzt, so wird er mit Göttl[icher] hielfe entledigt, wormit vielen Menschen geholfen worden.

Oder Nim den ausgepreßten Saft von Geißrauten,

2. Vntzen, Nägelblumen oder Ringelblumen Eßig 1. Vntz[e], gutten Theriack, der Lattwerg vom Güllden Ey, jedes ½ qu[intlein] Terr[a] Sigill[ata] ein drittel [von] 1. qu[intlein] Vermische diese Stücke, gibs dem inficirten aufeinmahl, laß ihn drauf schwitzen. Wider die Pestilentz-Flecken, dieselben bald heraus zu treiben, nim Geißrauten 2. Handvoll. Tormentill, mit der Wurtzel 1. Handvoll, frisch vnd grün, klein gestoßen, darüber 16. Vntzen Cardoben[edicten] Waßer gegoßen, durchgesiegen, Hart ausgeprest, alle Morgen vnd Abend 3. oder 4. Vntzen dem patienten gegeben, jedoch zuvor gutten Bolus darinnen zerrieben, Warm zugedeckt, das keine Luft zu ihm kan, so verlieren sich die Flecke inn 2. Tagen. Wenn aber im Winter die Kräuter grün nicht zubekommen Weren, so nim sie inn obiger quantität dürre, thue sie inn eine Kanne, geuß darauf 32. Vntzen Cardobened[-icten]Waßer, verlutir die Kanne, setze sie inn einen Keßel mit siedendem Waßer, laß es 2. Stunden wol sieden, hernach durchgeseiget, obgemeldter maßen gebraucht, ist eine gewiße Artznei, Wormit D. Jacob. Theodorus Tabernaemontanus A[nn]o [15]70. aufm Reichstage zu Speyer vielen fürstlichen Personen vnd andern inficirten geholfen, wider aller Menschen verhofen, solches erzehlet er inn seinem großen Kräuterbuche parte 1. oder lib. 1. cap. 35. pag: m. 420, 421. Die beste Zeit Geißrauten Waßer zu distilliren ist im Heumonat. Wenn es starck werden sol, brennet man es zu erst, folgends zu jedem Maaß des abgezogenen Waßers 4. Vntzen Geißrauten Kraut v[nd] Wurtzel groblicht gepülvert gethan, darnach 24. Stunden miteinander erbeitzen laßen, im Warmen balneo, vnd hernach 2. mahl herüber gezogen, sänftiglich, an der Sonne rectificirt, vnd aufbehalten zum Gebrauch. Dienet wider die Pest, zu einem praeservativ, Morgends nichtern [= nüchtern] 2. Löfel voll davon ge-

Item.

Pestflecke vertreiben.

»
»
»

Pest – praeservativ.

truncken, zugedeckt, Warm gehalten, vnd geschwitzt. So aber die Seuche schon im Menschen were, sol er des Waßers 4. loth nehmen, Geißrauthen oder Ringelblumen Eßig 2. loth, gutten Theriack 1. qu[intlein] Lattwerg vom güllden Ey ½. qu[intlein] gemischt, getruncken, drauf 3. Stunden geschwitzt, führet alle Pest.Vergiftung aus.

Pest – cur.

äsicht (äsig) – d. h. essbar
Galenus s. Personenregister
Matthiolus s. Personenregister
tota proprietate (lat.): insgesamt
Güllden Ey (Electuarium de ovo): eine weit verbreitete Spezialmedizin, u. a. aus Eidotter und Safran bereitet
verhof(f)en – d. h. erwarten, hoffen
verluti(e)r(en) – d. h. verkitten, verkleben
Tabernaemontanus s. Personenregister
erbei(t)zen – d. h. einweichen, mürbe machen

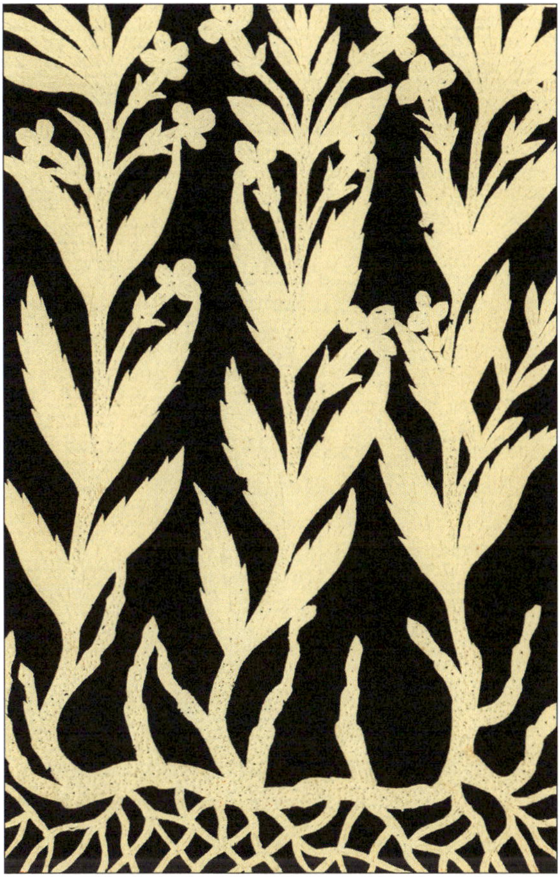

GOTTES GNADE

(auch Gottesgnadenkraut,
als Heilmittel heute nicht
mehr gebraucht)

Gestalt.

Gottes Gnade. Gratia Dei. hat eine weit ausgebreitete Wurtzel, inn viel glieder zertheilet, vnd mit vielen Zäserlein behenckt, daraus kommen Viereckichte Stengel mit langen, schmalen, zerkerften Blättlein besetzt, bei deren Ursprung sich weißlichte, oder leibfarbene länglichte Blümlein erzeigen, auf besonderen Stengeln, denen folgen kleine runde Saamen – Knöpflein, mit kleinen Samen erfüllet.

ort. Zeit. Pflantzung

Es wird nur inn Gärtten hier zu Lande angetroffen, blühet im Julio vnd Augusto. Man kan es von Absetzlingen der Wurtzel im April inn feuchtes Erdreich pflantzen.

Temperament. Wirckung.

Dieses Kraut ist Warm vnd trocken, bitteren Geschmacks, kräftig die cholerischen Feuchtigkeiten unten vnd oben abzuführen.
Dodonaeus, Matthiolus.

Artznei-Gebrauch.

Erbrechen machen. purgiren. Magen schwächen. Gottes Gnade corrigiren.

Gottesgnad mit Molcken eingenommen, wircket viel Kräftiger, macht erbrechen, purgiret schwer, schwächt den Magen, die Leber, darumb sol es Zerstoßen mit Mastix oder Zimmet, Aniß, Süßholtz, vnd Zucker gemischt werden.

Wäßrige Feuchtigkeiten abführen.

Nim Gottes Gnad 1. loth, Meerkohl, Aniß saamen, jedes ½ loth, Rosinlein 1. loth, seud es inn Wein, biß auf 10. loth, seug es durch, gieb es dem patienten nichtern [= nüchtern], dieses treibt das Gewäßer häufig außm leibe.

Haut glatt machen. Flecke, Masen vertreiben.

Der Saft, wie auch das gebrandte Waßer, machet glatte haut, benimt die Fleck vnd Masen.

Wunden heilen.

Die Blätter grün Zerdruckt, aufgelegt, heilet Wunden.
Tabernaemontanus.

Dodonaeus s. Personenregister
Matthiolus s. Personenregister
Masen – d. h. Wundmale, Narben
Tabernaemontanus s. Personenregister

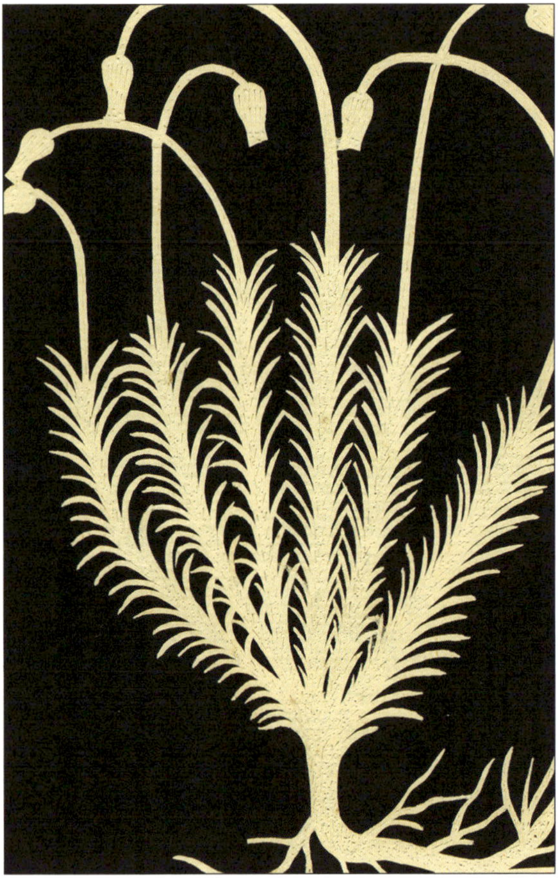

GÜLDEN WIEDERTHON

(auch schönes Frauenhaarmoos, schönes Widertonmoos, eines der häufigsten und größten Moose Europas: Moos des Jahres 2010)

Gülden Wiederthon. Adianthum aureum, Polytrichon. Hat eine geringe Wurtzel bestehend inn braunen Zäsern, daraus kommen dünne, runde, dunckelbraune Stengel, mit kleinen Runden Blättlein, ordentlich bewachsen, oben am Gipfel wachsen Körnlein. Gestalt.

Es wächset gern auf dem Mooß, inn naßen Wiesen, Mosichten Steinen, vnd alten zerfallenen Mauren. ort.

Blühet im Heumonat, Vergehet auch im Wintter nicht. Zeit

Es ist der MauerRaute im(!) seiner Natur vnd Wirckung durchaus gleich, Galenus. Temperament.

Artznei-Gebrauch.

Tabernaemontanus schreibt, inn seinem großen Kräuterbuche Lib: II. pag: 505. daß die alten Weiber vnd Landstreicher viel Abentheuer mit diesem Kräutlein treiben.

Dioscorides, Galenus, Matthiolus, vnd Dodonaeus wollen, daß diß Kraut gleiche Kraft vnd Wirckung mit der Mauerrauten habe.

Derohalben möge es äuserlich vnd jnnerlich so wol deßen Pulver, gebrandte Waßer, Wein, Syrup gebraucht werden, als wie vnten von der MauerRaute mit mehrem Zubefinden. [Vgl. im Kräuterbuch S. 521]

Sonderlich aber soll das gebrandte Waßer vom Gülden Wiederthon den jenigen gutt sein, welchen die Leber anfängt zu faulen. Tabernaemontanus.

Galenus s. Personenregister
Tabernaemontanus s. Personenregister
Dioscorides s. Personenregister
Matthiolus s. Personenregister
Dodonaeus s. Personenregister

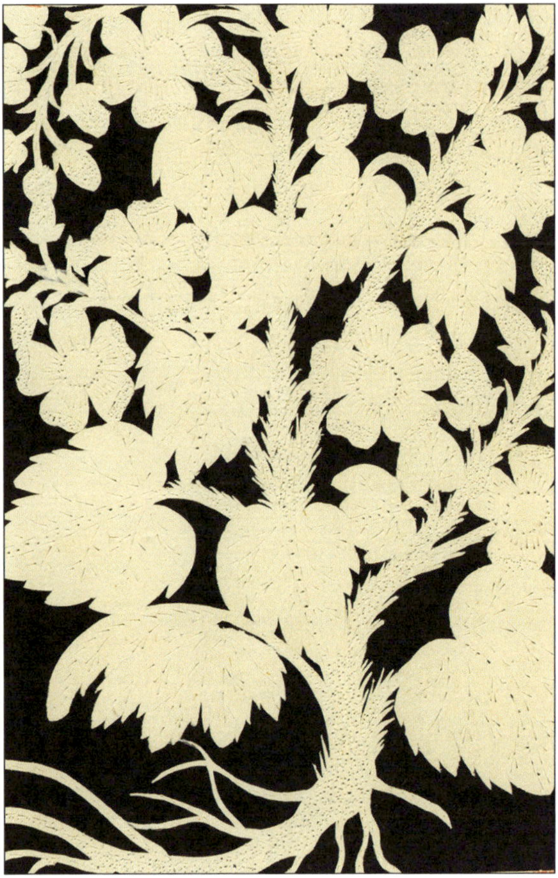

HERBST-ROSEN

(heute: Malven)

Herbst Rosen Malva Hortensis. hat eine Weiße, lange dicke Wurtzel, daraus komt ein hoher Stengel, die Blätter sind groß, breit am Rande zerkerft. Bey der Blätter vnd Stengel Vhrsprung ereignen sich viel Blumen, von allerhand Farben, sonderlich Hochroth, purpurfarb, braun, gelb, Leibfarb, auch gar Weiß, der Saame ist dem Pappel Saamen gleich. Gestalt.

Sie werden inn den Gärtten unterhalten, nachdem sie gesäet, gehen sie im Ersten Jahr auf, im Andern blühen sie, folgends kommen sie Jährlich aus der Wurtzel von selbst hervor, erfordern einen Sandigen boden. ort Zeit. Pflantzung.

HerbstRosen sind temperirt Warm vnd feucht. haben etwas zusammenziehende Kraft, sonst vereinigen sie sich mit den Pappeln. Lobel[ius]. Temperament. Wirckung.

Artzney-Gebrauch.

Es bezeugen Matthiolus, Dodonaeus, Fuchsius, Tragus vnd Dioscorides, daß die Herbstrosen einerlei Kraft, Natur vnd Wirckung haben mit den Hasen-Pappeln. Werden besonders gebraucht zu der Mundfäule, in Waßer gelegt, den Mund damit ausgewasch[en]. Mundfäule.

Ein Edles Gurgelwaser. Nim die Herbstrosen seud sie inn Waßer oder Wein, etwas Honig vnd Alaun darunter gethan, saubert vnd heilet die Fäulnuß vnd Geschwär des Mundes vnd Halses, damit gegurgelt vnd den Mund gewaschen. Tabernaemont[anus]: Edles Gurgelwaser.

Ein mehres ist zu lesen von den Pappeln.

Vor übermäßige Frauen Zeit, nim Herbstrosen, 2. Handvoll, koche sie inn einem Halben Maß Wein, biß ein drittel eingesotten ist, laße täglich 2. oder 3. mahl ein Gläßlein davon trincken. Dodonaeus. Frauenzeit stillen.

Kähle geschwollen, Verwundet.

Vor verwundete vnd Geschwollene Kehle mache ein Decoct von den Blumen mit Waßer, nach gesche[h]ener Verkochung versüße es mit Zucker vnd laß ofters damit gurgeln. Fuchsius

zerkerft – d. h. eingekerbt oder gekerbt
Lobelius s. Personenregister
Matthiolus s. Personenregister
Dodonaeus s. Personenregister
Fuchsius s. Personenregister
Tragus s. Personenregister
Dioscorides s. Personenregister
Tabernaemontanus s. Personenregister
Ein mehres ist zu lesen von den Pappeln.: Vielleicht wird auf Tabernaemontanus verwiesen, unser Kräuterbuch enthält das Kapitel nicht

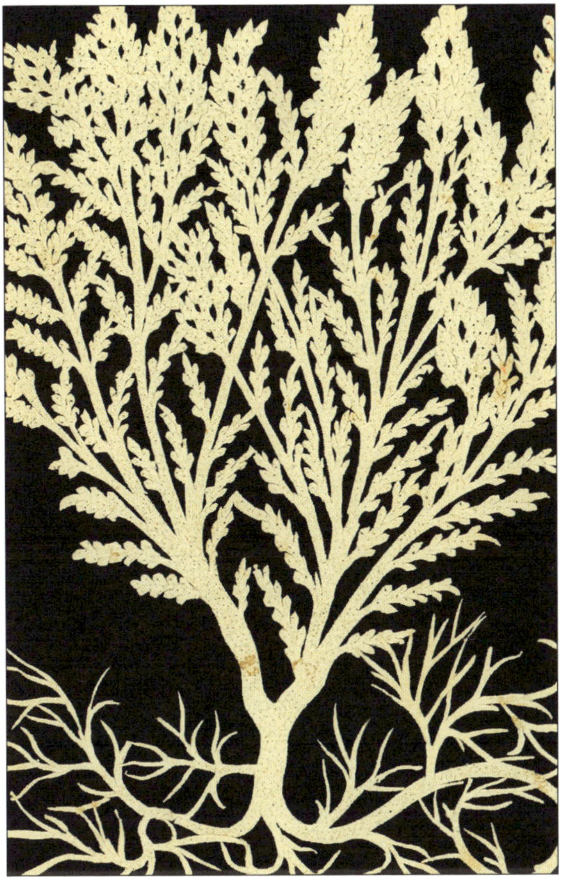

HEIDE(KRAUT, ERIKA)

Gestalt. **Heyde.** Erica Gleichet sich fast den Tamarisken Stauden, gewint viel schmale Holtzichte Aestlein, an welchen kleine bleichpupurröthe Blümlein wachsen, so denen Birnen angenehm sein, diese Blümlein kommen des Jahres zweymal, im Lentz vnd Herbst, das Kraut ist eines bitteren Geschmacks.

Zeit.

ort. Wächst auf mageren vnngebaueten Feldern, Bergen vnd Büschen.

Temperament. Ist Warm vnd sehr trocken, einer Verzehrenden, Zertheilenden vnd öfnenden Kraft.

Wirkung.

Galenus

Artzney-Gebrauch.

Miltzsucht. Es werden die Blümlein der Heyde gelobt, daß sie den Miltzsichtigen gutt sein sollen, endweder eine Lattwerg daraus gemacht, oder darüber getruncken.

Viertägig Feber. Auch wider das Viertägige Feber, mit Zucker eingemacht, darvon ge[ge]ßen. Tabernaemontanus.

Schlangen Biß. Geschwulst. Dioscorides schreibt, daß die Heyde wie Pflaster übergelegt, heile die Schlangenbiß[e] vnd lege die Geschwulst.

Flechten vertreiben. Das Oel aus den Blumen wird höchlich gelobt wider die Alten flechten, Herpetes genennet.

Podagrische glieder. Zehen Schleim zertheilen. Etliche machen aus der Heyd-blüthe, dampfbäder, zu den podagrischen gliedern, darvon der alte Zähe Schleim sich zertheilt.

Augen – Cur. Wenn die Heyde blühet, soll man das Kraut vnd die Blumen abstreifen, ein Waßer draus brennen, wird gelobt wider das blöde Gesicht, Morgends vnd Abends etliche tropfen in die Augen getreuf[el]t, desgleichen thut auch der Saft aus den Blättern vnd Blumen gepreßet,

Augenwölfe vertreiben. Augenwee. heilet die rothen Augen, benimt den Schmertz, darübergelegt.

Frauen weiße Blume. Vor die Weiße Blum der Frauen, mache von den Blumen einen Conserven-Zucker, Morgends vnd Abends einer Muscat-Nuß groß davon gebraucht. Dodonaeus.

Galenus s. Personenregister
Tabernaemontanus s. Personenregister
Dioscorides s. Personenregister
Dodonaeus s. Personenregister
das blöde Gesicht: mangelhaftes Sehvermögen
Weiße Blum(e) der Frauen: wahrscheinlich krankhafter Scheidenausfluss (oder nur Menstruation)

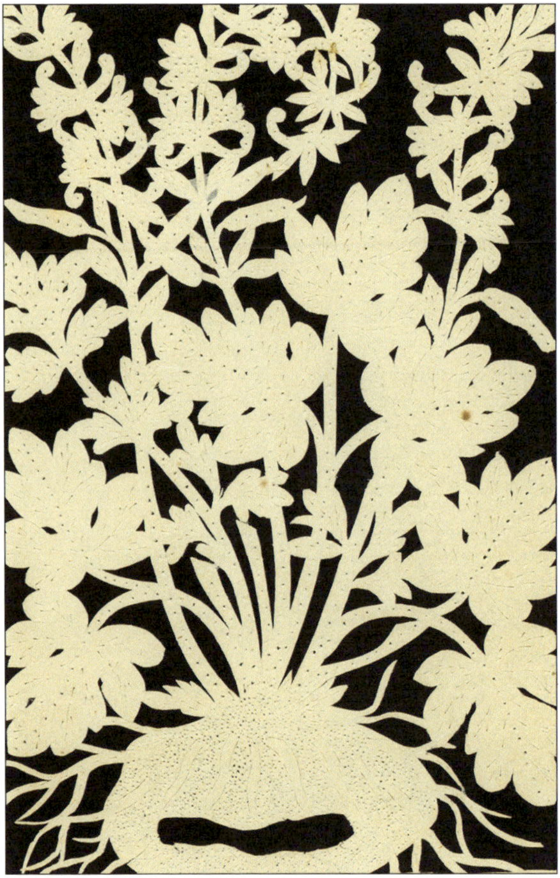

HOHLWURZ

(auch hohler oder hohlknolliger Lerchensporn, gehört zur Unterfamilie der Erdrauchgewächse: Fumarioideae)

Holwurtz. Fumaria bulbosa. Hat eine Knottichte, Zasichte, Hole Wurtzel, daraus kommen dünne, runde Stengel, einer Spannen lang, die tragen bleichgrüne, tief gekerfte Blätter, oben erscheinen länglichte, aus dem rothen bleichpurpurfarbene Blümlein, mit hinten abstehenden Hörnlein, wornach der Saam inn kleinen, breitlichen Schoten folget. Gestalt.

Es wird aus den Wälldern inn die Gärten verpflantzet. Pflantzung.

Die Blätter brechen frühe hervor im Martio laßen sich die Blumen sehen, im April vnd Majo hat sich das Kraut schon verloren, biß auf die Wurtzel, welche sich sehr mehret. Zeit.

Die Wurtzel ist Warm im andern vnd trucken im dritten grad. Temperament. Öfnet, reiniget, Zeucht zusammen, wiederstehet dem Gift, treibt den Schweiß vnd Harn, Matthiolus. Wirckung.

Artzney-Gebrauch.

Es ist ein Edles Leberkraut, selbte [= selbige] zu eröfnen, vnd zu stärcken, treibt den Gift, inn Wein gekocht, davon getruncken, darauf geschwitzet. Tabernaemont[anus]: Edles Leberkraut. Leber öfnen, stärcken. Gift durch den Schweiß treiben.

Dieser Tranck heilet auch alle innerliche Verwundungen, dienet wider die Gelbe-Sucht, fördert den Frauen die gewöhnl[iche] MondenZeit, treibet todte Geburt aus, vnd reinigt das geblütte, wie Erdrauch. Innerl[iche] Verwundung. Gelbe-Sucht. FrauenZeit fördern. Todte geburt austreiben. Geblütte reinigen.

Vornemlich ist es ein Vortreflich Wund-Kraut zu alten Schäden der Heimlichen glieder. Die Wurtzel, inn Wein oder Wasser gesotten, den Schaden des Tages etlich mahl damit gewaschen, vnd des Pulvers von der gedörrten Wurtzel drein gestreut. Wundkraut. Alte Schäden an heiml[ichen] Orten.

Die Wurtzel gepülvert mit Eßig temperirt, wie ein Sälblein, heilet Raude [= Räude], Krätze, vnd Grind. An den Schäbichten Ort gestrichen. Inn Waßer ge-

Raude, Krätze, Grind heilen.

sotten, mit dem Kraut daraus ein bad gemacht, heilet allen bosen(!) Grind.

Wunden bald heilen.

Die Wurtzel gepüllvert mit Honig temperirt, wie ein Pflaster, heilet eine frische Wunde bald.

Edles Wundpflaster.

Ein auserlesen Edles Wundpflaster. Receptum: Hol-Wurtzkraut mit den Blumen, 16. loth. Baumöhl 32. loth, RegenWürm-Öhl 8. loth, diese sind mit einander, über gelindem Feuer, biß sich der Saft vom Kraut verzehret hab, hernach rein Hartz vnd Terpentin, jedes 8. loth, rein Wachß 12. loth, laß diese Stück auch zergehen, thue es zu dem Vorigen, daß es beim Kohl[en]feuer sich fein Vermische, rühr folgends diese Stücke noch darzu, Gepülvert Holwurtz 3. loth, Aleopatick, lang OsterLucey Wurtz, jedes 2. loth, zu einem Pulver gestoßen, gepülverte RegenWürm 1. loth, reingestoßen Safran 1. qu[intlein] alles wolvermischt, allgemehlich inn das Öhl gestreuet, mit stetem umbrühren, biß es kalt vnd dicke wird, hernach Verwahret.

NB.

Nerven verwundet heilen.

Dieses Pflaster heilet insgemein alle Schäde[n], vnd Wunden, obgleich die Nerven entzwey weren, machet frisch Fleisch wachsen, <u>darumb alle Wundärtze es billich bereiten solten damit nicht so viel Leute verwarloset würden.</u> Tabernaem[ontanus]:

Zahnfleisch befestigen.

Holwurtz mit Eßig gesotten, den Mund darmit gewaschen, befestigt die biller[n] vnd das Zahnfleisch.

Hände zittern.

Im April muß das Waßer gebrand werden, ehe die Wetter kommen, Vertreibt das Zittern der hände.

Matthiolus s. Personenregister
Tabernaemontanus s. Personenregister
Ra(e)ude: grindiger Ausschlag am Körper
Grind: Schorf
schäbicht – d. h. die Stelle, die von Räude oder Krätze befallen ist
bil(l)er(n) – d. h. Backenzahn (Backenzähne)

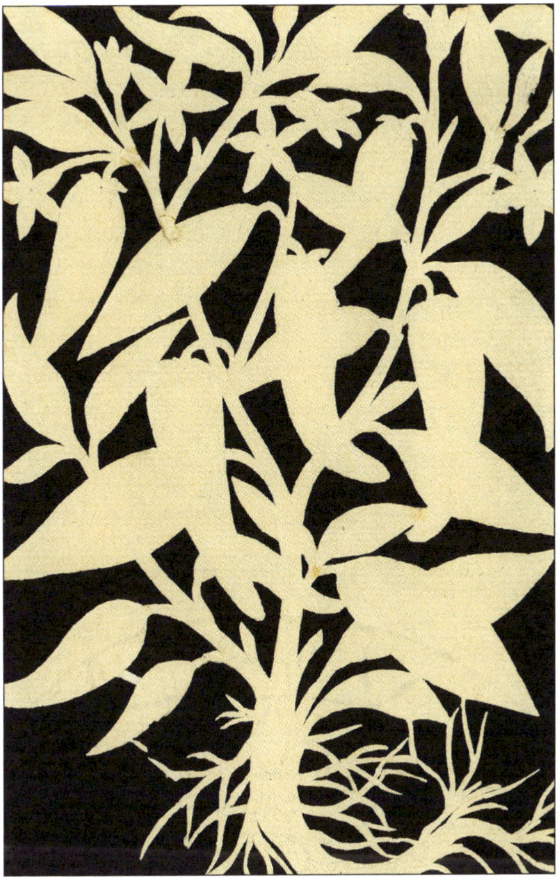

INDIANISCH PFEFFER

(Name nach dem Ursprungsland Indien,
schon in der Antike bekannt)

Gestalt.

Indianisch Pfeffer. Capsicum. Siliquastrum. Hat eine Zasichte Wurtzel, daraus kömmet ein Viereckichter brauner Zackichter Stengel, daraus länglicht, breite spitzige dunckelgrüne Blätter herfür wachsen, trägt Weiße Blümlein, denen folgen die Schotten, mit breiten vnd bleich-gelbem Saamen angefüllet, solche Schoten sind anfangs grün, hernach werden sie purpurroth, krümmen sich, sind auch Ballenrund.

Ort. Zeit. Pflantzung.

Es wird nur inn denen Lustgärten angetrofen. Blühet gar spät im Sommer die Schotten werden Zeitig im Ende des Herbstes, muß Jährlich im April gesäet, vnd an einem Warmen Orte an der Sonnen gehalten werden.

Temperament. Wirckung.

Indianisch Pfeffer ist Warm vnd trocken im Vierdten grad. stärcket den Magen vnd Zertheilet die Winde. Dodonaeus.

Artzney-Gebrauch.

Leber und Augen schaden.

Dieser Pfefer hat eine schädliche giftige Natur, damit er der Leber vnd andern innerlichen Gliedern sehr schadet. Die damit umbgehen, sollen der Augen warnehmen, denn so er darein steubet, verletzt er dieselben und macht große Schmertzen.

Haut aufbeitzen.

So man ihn von außen auflegt, beist er die Haut auf.

Flechten vertreiben.

Mit honig zerrieben vnd angestrichen, nimt er alle flechten der haut hinweg. Tabernaemontanus.

Leber – Waßersucht.

Vor Leber vnd Waßersucht nim frisch zerstoßene Schotten lege sie auf die Hüfte, so werden sie Blattern ziehen, vnd wird dadurch viel böses abgetrieben werden.

Kröpfe, gewächse vertreiben.

Vor Kröpfe, Gewächse, Flecken des angesichtes vnd der haut, Nim die Zerstoßene Schotten, vermische sie mit Honig vnd streich es auf. Lobelius.

Zähne befestigen.

Die Zähne zu befestigen, nim Asche von den gebrandten Blättern, Perle Mutter jedes gleichviel, wasche es miteinander, daß ein Weißes Pulver daraus werde, reibe damit die Zähne. Ravelingius. Zahn-pulver.

Dodonaeus s. Personenregister
Tabernaemontanus s. Personenregister
Lobelius s. Personenregister
Ravelingius s. Personenregister

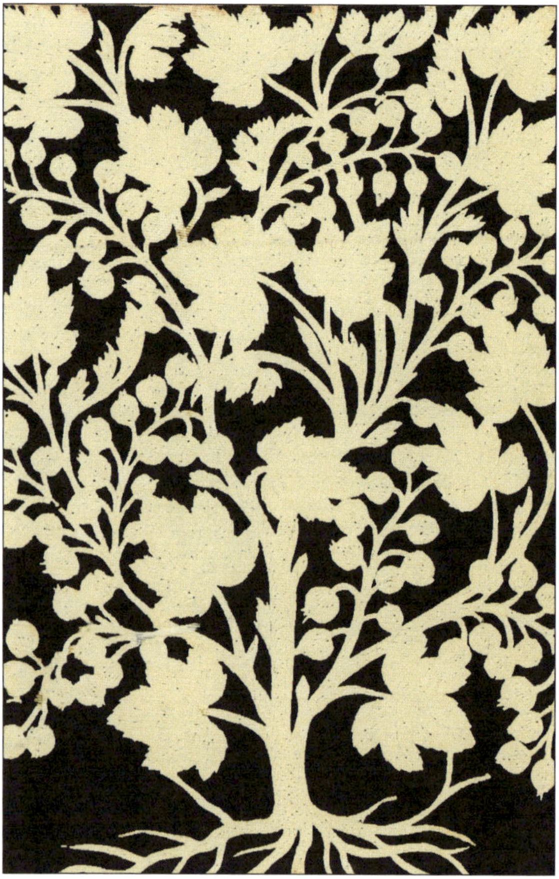

JOHANNES-TRÄUBLEIN

(auch Johannisbeere)

Johannes-Träublein. Ribesium Dieses Gesträuches Zweige sind mit einer braunen Rinde umbgeben, daraus sproßen breite tunckelgrüne Blätter, rund umb gescharttet vnd tiefeinschnitten, die grüngelbe blütte hanget zwischen den Blättern an zarten Stengeln, darauf folgen erst grüne, dann rothe, Weiße auch schwartze Beerlein, so alle am Geschmack angenehm. Werden inn lustgärtten gezeuget, schlagen im Frühling zeitig aus, vnd bringen ihre reife frucht im Junio vnd Julio. Mit einsteckung der jungen Zweige wird sie fortgepflantzet.

Gestalt.

Ort.

Zeit.

Fortpflantzung.

Die rothe[n] Johans-Beeren, als welche in der Artzney am [ge]bräuchlichsten, sind kalt vnd trucken im anderen Grad. etwas zusammenziehender Kraft, sie wiederstehen aller innwendigen Fäul[e] vnd Entzündung. Dodonaeus.

Temperament.

Wirckung.

Artzney-Gebrauch.

Die zeitige Beerlein ge[ge]ßen, sind dem hitzigen Magen gutt, denn sie kühlen, vnd ziehen ein wenig zusammen, geben dem Magen eine stärcke.

Sie sind auch gutt inn Bauchflüßen, inn der Rothen Ruhr, stillen das brechen des Magens vnd die choleram, für nemlich in den hitzigen Febern, sie lindern die große hitze, weren der aufwallenden Galle, wiederstehen der Fäule, erfrischen den Mund, sonderlich so man sie mit Sauerampf[er]Waßer seud vnd trincket.

Aus den Johannes-Beerlein wird ein Saft gepreßt, diesen nimt man 3. oder 4. ℔. läst den sieden, biß er dicke wird, heist Rob Ribes simplex. oder:

Man nimt 4. ℔. des Saftes, 2 ℔. Zucker, seud es miteinander wie einen Rob compositum, dieser ist lieblicher, aber jener stärcker, werden zu allen oben erzehlten Kranckheiten gebraucht, sonderlich wieder das Würgen des Magens.

Diesen Saft mit Boragen Waßer getruncken, ist gutt

Magenhitze.

Magen stärcken.

Bauchflüße.

Rothe Ruhr.

Magen brechen stillen.

Cholera.

Hitzige feber.

Hitze lindern.

Galle lindern.

Fäulnis widerstehen.

Mund erfrischen

Joh[annes]Beer-Saft preparir en.

Hertz zittern. wieder das Zittern des Hertzens. Mit Endivien vnd
Leberhitze. Wegerichwaßer, lescht die Leber Hitze.
Durchlauf. Wieder den Durchlauf Nim Joh[annes] Beerlein Saft, quittten Saft, jedes 1. Vntze, Saft von Rothen Rosen, Rosen-Conserven, jedes 1. loth, specierum Diarrhod. Abb[at]. Santatali albi jedes 1. quin[lein] bereiteten Bol[etus] armen[iacus] 4. Scrup[uli] gebrent Hirschhorn 1. Scrup[ulus] mache es zu einer Lattwerg vnd davon gebraucht.

Diesen Saft mit Rosen Waßer gemischt, damit sich
Zäpflein geschwollen. gegurgelt, ist gut wider das geschwollene Zäpflein.

Gurgel Waßer.

Joh[annes]Beerl[ein] Syrup Syrupus de Ribes[io]. Nim geläuterten Saft 3. ℔. Zucker 2. ℔. laß es miteinander dicke sieden.

Eingemachte Joh[annes]B[eerlein] Eingemachte Joh[annes]Beerlein. Nim wol-verschaumten Zucker wie ein Syrup geläutert, wirf die Beerlein drein, laß sie wieder sanfte sieden, dieser Syrup vndt eingemachte Beerlein dienen inn allen obbemeldten Kranckheiten.

Stein. Vor den Stein Nim der Schwartzen Joh[annes] Beerl[ein] geuß darüber gutten BrandWein, brauch davon Morgends vnd Abends allemahl 3. Löfel voll.

geschartet – d. h. eingekerbt (vgl. Scharte: Einschnitt, Lücke)

Dodonaeus s. Personenregister

Durchlauf (Durchfall): Das hier gelieferte Rezept stammt fast wörtlich aus Tabernaemontanus, lib. III, cap. XCIX, Abs. A: Von Johannesträubleinsafft und seinem innerlichen Gebrauch

Un(t)ze: Apotheker- und Arzneigewicht (bis 1868), entspricht etwa 31 Gramm

Bol[etus] armen[iacus]: eine wahrscheinlich aus einem Pilz (lat. boletus: Pilz) bereitete Substanz, wird in Apotheken zur Heilmittelherstellung verwendet

Scrup(ulus oder Scrupulum): der oder das Skrupel, d. i. eine Maßeinheit (Länge oder Gewicht), später als Apothekergewicht (ca. 1,25 gr.) gebraucht

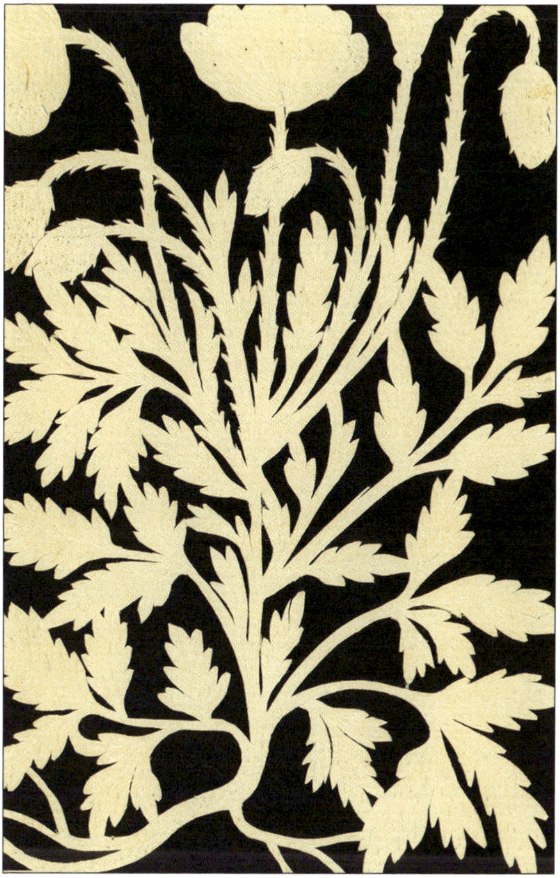

KLAPPER-ROSEN

(= Mohnblumen auf den Getreidefeldern,
heute auch: Klatschmohn)

Gestalt. Klapper-Rose. Papaver erraticum. Hat eine geringe doch lange Wurtzel, daraus kommet der Haarichte Stengel mit länglichten, tiefgekerften Blättern bewachsen; oben auf den Gipfeln der Stengel erzeigen sich sehr schöne rothe Blumen, dem(!) Magsaam-Blumen fast gleich.

ort. Wächset zwischen dem Geträide(!) vnd auch in Gärtten.

Zeit. Blühet im Majo. Junio vnd Julio.

Temperament. Klapper-Rosen-Saamen ist einer sehr kühlenden Natur.

Wirckung. Dabey einer Schlafbringenden vnd Schmertzen stillenden Kraft. Fuchsius.

Artzney-Gebrauch.

Seitenstechen. Wieder das Seitenstechen ein gewißes Experiment, so man die Blumen dörret, zu Pulver stöst, mit VeilWaßer dem patienten zu trincken giebt. Oder, man nimt Ein halb Loth der Blumen, bindet Sie inn ein tüchlein, henckt es inn ein Halb ℔. Scabiosen-Waßer, läßet es die helfte einsieden. Dreytage nacheinander frühe nüchtern davon getruncken.

Leberhitze. Schmertzen stillen. Schlaf bringen. Halß Hitze leschen. Bräune vertreiben. Gurgel Waßer. Vnsinnigkeit. Naseblutten stillen.

Das gebrandte Waßer kühlet die Leber, stillet den Schmertzen, bringt Schlaf, leschet die Hitze im Halse, Vertreibt die Bräune, so man es trinckt, damit sich gurgelt, vnd an die Schlafe [= Schläfe] streicht.
Umb die Stirn geschlagen mit tüchlein, stillet es das Wüten der Tobenden Menschen, benimt das Augenwehe von Hitze entstanden.
Diese Kraut über die Leber gelegt, stillet das bluten der Nasen. Tabern[aemontanus]

Magsaam-Blumen: Mohnblumen
Fuchsius s. Personenregister
Veil – d. h. Veilchen
Tabern(aemontanus) s. Personenregister

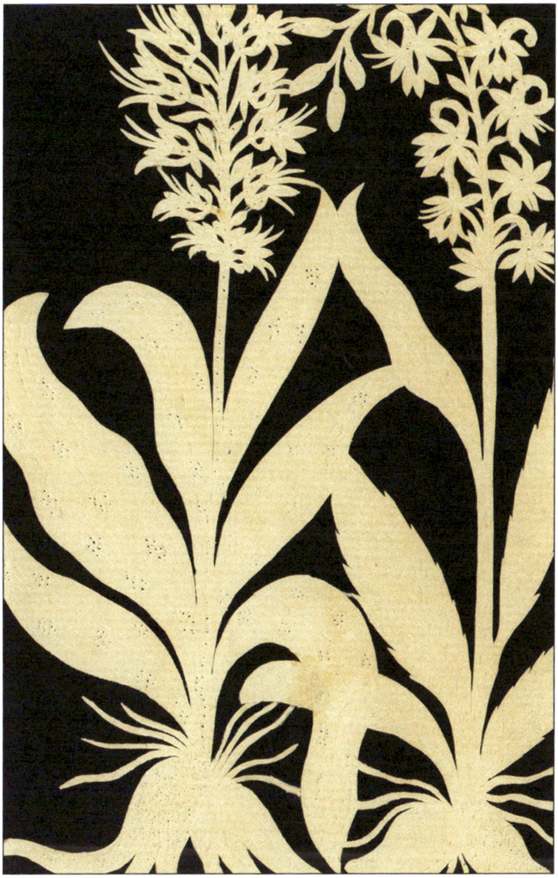

KNABENKRAUT

Gestalt.

Knaben-krautt. Satyrion, Orchis. Ist mancherlei von art vnd Geschlecht. Das Erste allhier vorgestellte, hat eine Wurtzel wie zwo flache hände, die eine Schwämmicht die andere frisch vnd hart, welche auch zur Artznei gebraucht wird, daraus wächset ein ziemlicher Stengel, mit breiten grünen vnd schwartzgepuncte[te]n Blättern besetzt, oben gewinnet es bleichpurpur, braunferbicht, hellroth, weißröthlichte Blümlein, mit dunkel Pupurfarben[en] Flecken gezieret.

Andere Gestalt.

Die andere Hier vorgestellete arth ist das Kleine Wolrichende Knabenkraut, seine Wurtzel bestehet in zweyen länglicht-runden Säcklein, daran das eine ebenfalls welck das andere hart ist. Der Stengel ist gar subtil, mit vielen weiß oder bleichgeelen Blümlein besetzt. Blühen im Majo Junio. Julio vnd August. Werden auf den Wiesen vnd das Kleinere an Sandichten orten gefunden. Sind Warm vnd feuchter Complexion. vnd werden alle Gattungen, derer sehr viel sind, kräftig gehalten die Mannheit zuerwecken, vnd venerem zu stimuliren.

Zeit. Ort. Temperament. Wirckung.

Artznei-Gebrauch.

Viertägig Feber.

Die Händlein Wurtz zu Pulver gemacht mit Wein eingenommen, vertreibt das Viertägige Feber, gebraucht ehe das Feber ankomt. Matthiolus.

Podagra schmertzen vertreiben.

Diese Wurtzel gestoßen übergelegt, vertreibt die Podagrische[n] Schmertzen.

Appetit zu Ehelichen wercken. Natur mehren. Mannheit erwecken.

Galenus schreibt, Wenn man die Wurtzel eße oder darüber trincke, so errege sie den Appetit zu den Ehelichen Wercken, vnd mehre die Natur gewaltig.
Receptum: Knabenkraut 1. qu[uintlein] Haselwurtz 1 ½ qu[uintlein] Langen-Pfef[f]er 1. scrup[ulus] misch es mit Zucker, nim etliche Meßerspitzen voll ein, ehe du zu bette gehest, hielft den vnnvermögli-

chen Mannen ohn allen Schaden ihrer Gesundheit.
Tabern[aemontanus]
Dioscorides schreibt: Wenn die Männer die eine Vollkommene Wurtzel eßen, so zeugen sie Knäbl[ein], die Frauen aber, wenn sie die andere Verwelckte Wurtzel eßen, so empfangen sie Mägdlein; Meldet dabei, daß die Frauen inn der Landschaft Theshaliens die runde volle Wurtzel den Mannen inn ZiegenMilch eingeben, wenn sie ihnen begierd erwecken wollen, wenn sie aber die begierde Hemmen wollen, so geben sie ihnen die Welcke Wurtzel ein.

Knäblein zeugen

Mägdlein zeugen

Die Hartte volle Wurtzel, ist sehr gutt denen so sehr abnehmen, vndt phtisici genennet werden; Inn Wein gesotten, oder zu Pulver gemacht, mit Wein getruncken.

abnehmen.
Phtisis.

Apulejus schreibt, man solle die Wurtzel zerstoßen über die faule Geschwär streuen, reinige sie, vnd Zertheile die Hitzige Geschwulst. Heile den Brand, stille das Blutt.

faule geschwär
Heilen.
Schwulst. Brand.
Blutt stillen.

Inn Wein gesotten, damit sich gegurgelt, vertreibt die Mundfäule.

Mundfäule.

Den Saft mit HonigWaßer vermischt, in die Augen gestrichen, vertreibt den Schmertzen der Augen geschwind.

Augenwee.

Für die Gicht kann kaum ein[e] kräftigere Artznei, als dieser Saft gefunden werden.

Gicht Podagra.

Diese Wurtzel wird Kräftiger so sie inn Syrup darinnen eingemachter Ingber gelegen, gekocht wird.
Die vollkommene hartte Wurtzel wird im August gegraben, inn Wein distillirt, Abends vnd Morgends davon getruncken, Erwärmet alle innerlichen Glieder, dienet dem Magen wol.

Innerl[iche] Glieder erwärmen.
Magenartznei.

welck – d. h. welk (hier eher im Sinne von weich)
Matthiolus s. Personenregister

Galenus s. Personenregister
Dioscorides s. Personenregister
Tabern(aemontanus) s. Personenregister
Phtisis (Phthisis): Schwindsucht, Auszehrung
Apulejus s. Personenregister

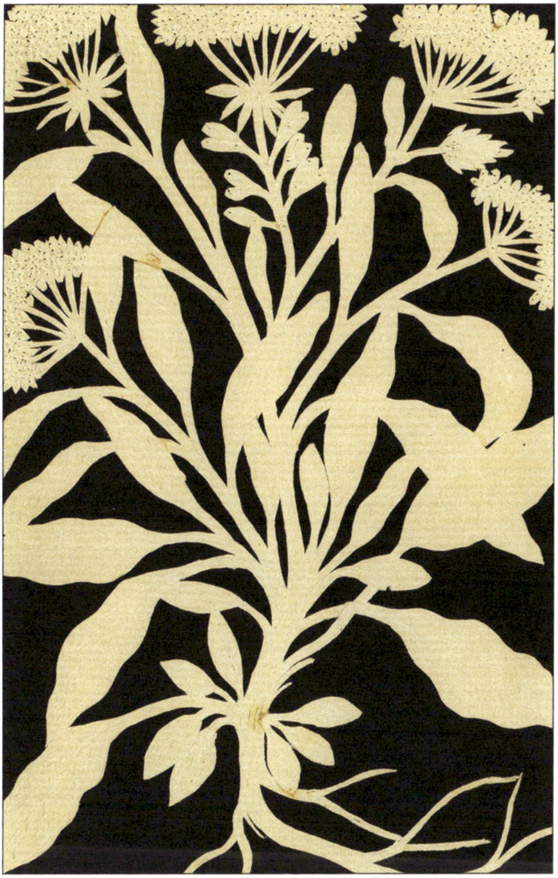

(GARTEN-)KRESSE

Gestalt.

Kreße. Nasturcium hortense, ist gemein, hat breite Blätter, runde Stengel, oben viel kleine Weiße Blümlein, nach welchen ein rother Saam folget. Wird inn allen Gärtten gefunden, wird es zeitig gesäet so blühet es im Junio, kan immer ohne vnterschied der zeit gesäet werden.

ort.
Zeit.

Temperament.

Gartten Kreße ist Warm vnd trocken, öfnet, verdünnet, fegt ab. Der Saame ist Hitzig vnd trocken im vierdten grad. Auswendig aufgelegt, macht es die Haut roth vnd Zeucht bläßlein auf, kömt fast mit dem Senf-Saamen überein. Matthiolus.

Wirckung.

Artznei-Gebrauch.

Dioscorides schreibt lib. 2. cap. 156. daß der Kreß-Saame eine art zu erwärmen habe, sei aber dem Magen zu wider, bewege den Leib zum Stuhlgange, treibe die Gall aus lindere den aufgeblasenen Miltz, bewege den Harn, bringe den Frauen ihre Monatzeit, reitze Venerem.

Stuhlgang machen.
Miltz lindern
Frauen zeit bringen.
Venus – reitzen.

Galenus schreibt, daß dieser Saam mit Waßer vnd Honig gesotten, die brühe getruncken, Morgends vnd Abends, eine gutte Kraft habe den Zehen groben Schleim inn der Brust zu Zertheilen, vnd denselben auszuwerfen, sei derowegen denen sonderlich gutt, so schweren Athem führen Asthmici genennet, mit dosten vnd süßem Wein eingenommen.

Brust Schleim.

Inn Ziegen Milch gesotten, vnd getruncken, benimt das Wehe umb die Brust, mit Wein gebraucht, treibt die todte Geburt.

Brustwehe.
Todte geburt treiben.

Es melden Dioscorides vnd Fernelius das der Saame den Miltzsüchtigen sehr diene.

Miltzsucht.

Sonst dienet das Kraut wider den Schorbock.

Schorbock.

Den Saamen zerstoßen mit Wein eingenommen, Zertheilet das geronnen[e] Blutt, alsbald darauf geschwitzt.

geronnen Blutt.

Plinius schreibt von der Kreße, das so man den Saamen mit Baumoel vermische, vnd über die Kröpfe am Halse streiche, hernach ein Kohlblatt drüber lege, vertreibe es dieselben.
Der ausgepreßte Saft mit Milch durch die Nase ins Haubt gezogen, treibt die übrige Galle, so sich inn der Gelbensucht im haubt verhalten hat, aus.
Das gebrandte Waßer von Kreße treibt Sand vnd Grieß aus Nieren vnd Blase, öfnet die Leber vnd Miltz, räumet die Brust, Zertheilt den Zehen Schleim so umb die Lunge lieget, tödtet die Würm[er].
Mit Chamillen vnd Beifuß Waßer gemischt, vnd getruncken, öfnet die Verschloßene Mutter, das Haubt damit gewaschen, lest das Haar nicht ausfallen, inn die Nase gezogen, macht Niesen, im Munde gehalten Zeucht aus den Schleim davon viel Schmertzen entstehen, über die hartten Knollen hinter die Ohren gelegt, Zertheilet sie vnd alle Geschwulsten, zeucht aus Schiefer vnd eingetretene Dornen.

Kröpfe heilen.

Galle außm Haubt treiben.

Nieren – Blasen Stein.
Leber – Miltz öfnen.
Brustschleim
Würme tödten
Mutter öfnen.
Haar nicht ausfallen.
Niesend machen.
Ohren Knollen.
Geschwulsten.
Schiefer ausziehen.

abfegen – d. h. reinigen, auch abführen
dost: (gemeiner) Dost, auch als Origano bezeichnet, büschelartig wachsende Pflanze
Matthiolus s. Personenregister
Dioscorides s. Personenregister
Galenus s. Personenregister
Fernelius s. Personenregister
Schorbock: Skorbut, Mundfäule
Plinius s. Personenregister
Schiefer: Splitter von Stein oder Holz

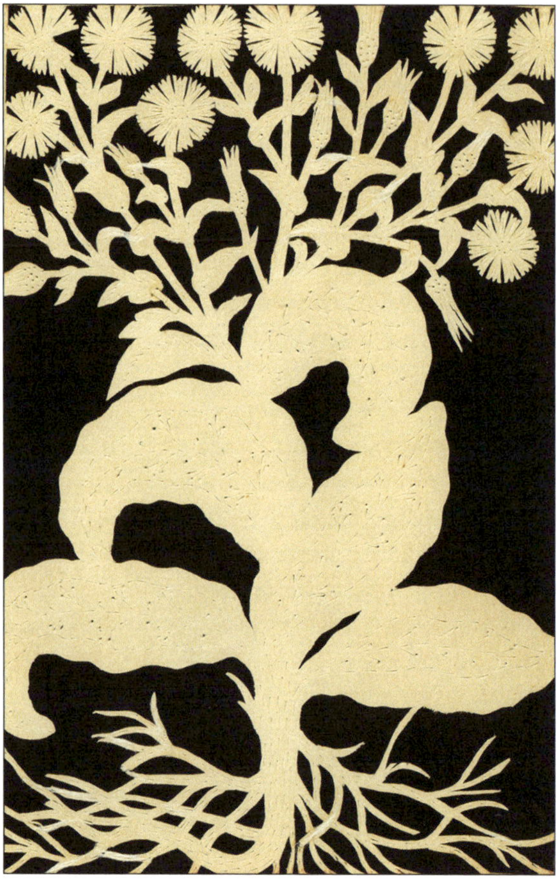

LATTICH

(= zahmer oder Gartenlattich)

Lattich. Lactuca. Des Lattichs hat es viel Geschlechter, Gemein[er] Lattich, Krauser Lattich, Römisch-Spanisch-Kropf vnd Feld-Lattich. Gemeine[r] Lattich hat eine Lange Zasichte Wurtzel, daraus kömt ein Runder Stengel, daran lange, breite bleich-grüne Blätter sind, blühet gelbe, nach derselben folgen rauhe Knöpflein, darinnen platt- und weißer Saame verborgen. — Gestalt. Geschlecht.

Lattich wird in Gärtten gezeuget, blühet vnd trägt Saamen im Sommer, wird im Martio gesäet, ist Kalt vnd feuchter complexion, hat eine Schlafbringende eigenschaft. Dodonaeus. — Ort. Zeit. Temperament. Wirckung.

Artzney-Gebrauch.

Vor den erhitzten Magen wird der Lattich rohe oder gekocht sehr nützlich gebraucht. Dioscor[ides]. — Magen-Hitze.

Wenn denen Männern der Saam von selbst entfleust, wird der Lattich Saam dienlich sein. Galenus. — Saamen-fluß.

Vor den Schlaf wird der Lattich-Saam unter die Mandel-Milch gemischet; oder den pulvirisierten Saamen unter Frauen Milch vnd EyerKlar gethan, an die Stirne gebunden, oder Lattich-Saam, oder Saft mit Rosen-Öhl vermischt, Tücher genetzt über die Stirne gelegt. — Schlaffend machen.

zasicht – d. h. faserig
Dodonaeus s. Personenregister
Dioscorides s. Personenregister
Galenus s. Personenregister

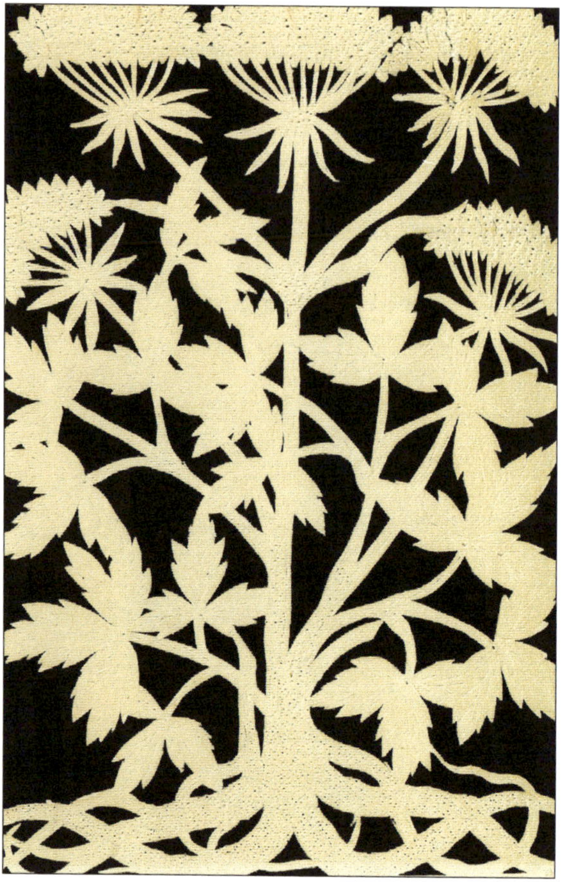

LIEBSTÖCKEL

Liebstöckel. Levisticum. Hat ein dicke Wurtzel inn viel theilen, daraus kommen Hohe, vnd mit neben-Zincken besetzte Stengel, daran die Blätter tief eingekerft, gelbgrüner Farbe stehen, oben gewinnet es viel Blumenkräntze gelber Farbe, worauf länglicht Striemichter Saame folget. Wird inn den Gärtten unterhalten, Blühet im Julio vnd Augusto wird der Saame reif, muß vom Saamen fortgepflantzet werden, und wil einen feuchten schattichten Ort haben. Liebstöckel ist Warm vndt trucken im dritten grad. Öfnet, durchschneidet, widerstehet dem Gift, fördert den Harn. Ist auch ein Wundtranck. Brunfelsus, Matthiolus, Fuchsius.

Gestalt.
Ort.
Zeit.
Pflantzung.
Temperament.
Wirckung.

Artzney-Gebrauch.

Wer ein schönes Angesicht haben wil der siede Liebstöckel-Kraut oder auch die Wurtzel in Waßer, und wasche sich Täglich damit. Es ist auch ein guttes Badekraut.

angesicht schön machen.
Badekraut.

Die äuserste Schale vom Stengel, inn Waßer gesotten, das Zahnfleisch damit gewaschen, heilet alle Fäulnüß, legt die Schmertzen bald.

Zahnwee.
Faul Zahnfleisch.

Vor die Gelbe-Sucht Receptum. Liebstöckel-Saamen, Petersilien-Saamen, Fenchel-Saamen, jedes 1. Loth, geschabt Helfenbein 1 ½ loth, stoß diese Stücke zu einem Pulver, 1. qu[intlein] davon mit Fenchel-Waßer eingegeben, darauf geschwitzt.

Gelbe-Sucht.

Die Berg-Knappen brauchen diese Wurtzel vor die giftigen metallischen Dämpfe.

Berg-Gift widerstehen.

Im Hew-Monat wird dieses Kraut mit den Blumen gedestilliret, welches Waßer inn der Pest sehr dienlich ist.

Pest-artznei.

Wer auch von der Wurtzel des Morgends etwas einnimmt ist selbigen Tag nechst Göttlicher hielfe, inn Pest-Zeit wol sicher, denn Sie treibet durch den Harn

Pest-praeservativ.

Husten. Brust, Lunge reinigen. Magen stärcken. geronnen Blut. Hertz stärcken. Appetit zum Esen. Todte Frucht – Monatzeit treiben.

und Schweiß hinweg alle Vergiftung. Dienet vor den Husten, reinigt die Brust vnd Lunge, stärckt den Magen, zertheilet das geronne[ne] Blutt im Leibe, stärckt das Hertz, macht Appetit zum Eßen, treibt die todte Frucht vnd Monat-Zeiten.

striemicht – d. h. streifig, gestreift
Brunfelsus s. Personenregister
Matthiolus s. Personenregister
Fuchsius s. Personenregister
Hew-Monat: Juli

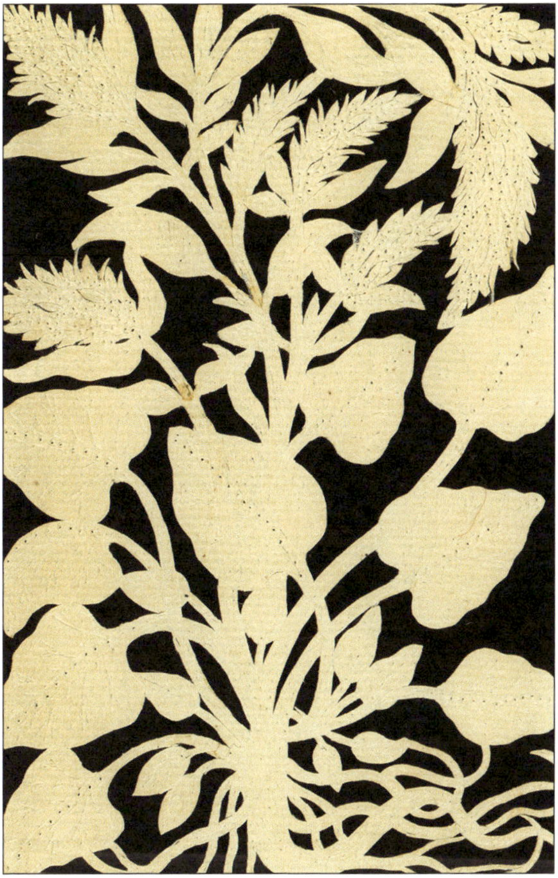

MANGOLD

Gestalt.

Mangolt. Beta. Hat eine dicke rothe Wurtzel mit vielen Zaseln behengt, daraus komt ein langer Stengel, mit breiten, bleichgrünen Blättern besetzt. Die Blüte ist auch bleichgrün, der Saame Schwartz, wird inn grünen Häutlein verwahret. Vnd dieses ist die Weiße. Die Rothe Beten, oder Rotthe Rüben, hat einen rothen Stengel, vnd die Wurtzel ist Brau[n]rother Farbe, sind in Teutschland üblich. Der Mangolt blühet und trägt Saamen im Iunio vnd Julio im andern Jahr nach seiner besahmung.

Zeit.

Artzney-Gebrauch.

Stuhl treiben vnd mehren.

Dioscorides schreibt: daß der Weiße Mangold dem Magen diene, und den Stuhlgang treibe.

Die rothe Rübe pflegt man ein wenig zu sieden, vnd hernach inn Scheublein zu zertheilen, mit Krien und Pfefer, oder Coriander inn Eßig einzumachen, und zur Speise aufzusetzen.

Haubt Schuppen v. Nüße vertreiben.

Die Brühe, darinnen die Wurtzel gesotten ist, vertreibt die Schuppen vnd Nüße des Haubtes, damit gewaschen. Item die erfrorene[n] füße.

Haar ausfallen verhüten.

Wenn die Wurtzel des Mangolds zu aschen gebrennet wird, darnach mit Honig vermischt, vnd angestrichen, so behält sie das Haar das es nicht ausfället.

Dioscorides s. Personenregister
Krien (Kren) – d. h. Meerettich
Nüße (Nisse[n]): Kopfläuse

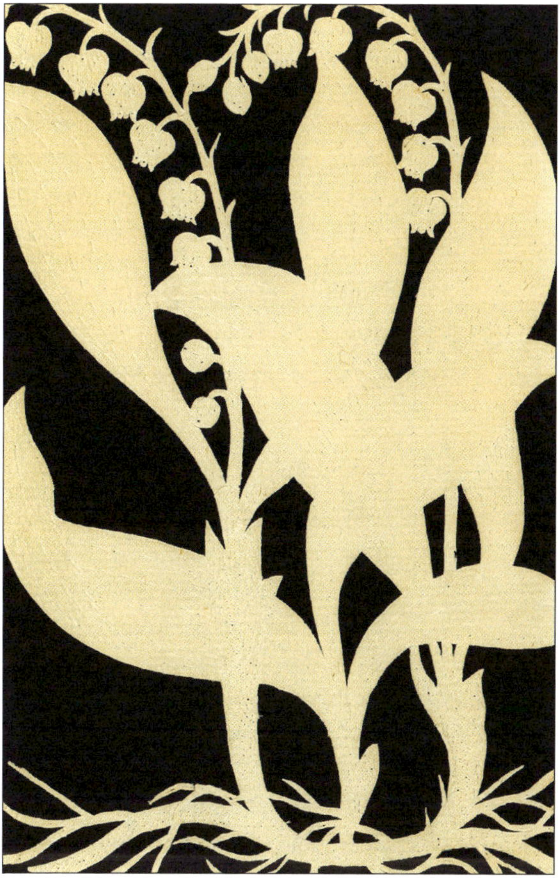

MAYENBLÜMLEIN

(= Maiglöckchen)

Gestalt — Mayenblümlein. Lilium Convallium hat eine lange Zasicht[e] und Knöpfige Wurtzel, daraus kommen Zwey Grüne Blätter, etwas kleiner als Lilienblätter, an einem dünnen Zartten Stengel hangen weiße, wolrichende Blümlein, äuserst ein wenig gekerft, diese hinterlaßen rundte rothe Beerlein.

ort. — Werden in Wälldern gefunden,

Zeit. — bringet seine blühte im anfang des Frühlings im May.

Temperament. — Diese Blümlein sind Warm vnd trockner natur.

Wirckung. — Werden sehr kräftig wider die Zufälle des Haubtes gehalten. Brunfelsus. Matthiolus.

Artzney-Gebrauch.

Wer sich des Schlags befürchtet, Neme Lavendelwaßer 6. Vntzen, Meyenblüml[ein] Waßer 2.Vntzen, Zerlaßen Biebergeil 3. loth, thue es inn ein Glaß, stell es acht Tage an die Sonne, einen Löfel voll eingenommen, die Schläfe damit bestrichen.

Ohnmachten. — Es dienet in allen ohnmachten mit Boragenwaßer und Melißenzucker vermischt, wie eine Lattwerg eingegeben.

Haubt stärcken. — Es stärckt sonderlich das kalte blöde Haubt, und

Gedächtnüß. — Hirn, bringt wider das Verlorne Gedächtnüß.

Mit Wein, oder Malvasier die Blumen abgezogen, ist

Kraftwaßer. — eine Edle Artznei inn allen gefährlichen Zufällen, sich damit zu erquicken, und zu stärcken. Man kan auch darzu nehmen Zimmet, Nelcken, ParadiesHoltz, gelben Sandel, und zu letzt diesem Kraft-Waßer einen lieblichen Geruch geben, mit Bisem Ambra. Noch köstlicher wird es, wenn Lavendel, Perlen Corallen, auch Besoar darzu gethan werden.

Die Conserva dienet eben fals zu allen oben erzehlten gebrechen.

knöpfig – d. h. knorrig oder knotig
gekerft – d. h. eingekerbt
Brunfelsus s. Personenregister
Matthiolus s. Personenregister
blöde – d. h. krank, gebrechlich, schwach
Bisem (Bisam): Moschus
Besoar (Bezoar): unverdauliche Reste (Fell, Haare) im Magen von Katzen oder Greifvögeln, die herausgewürgt werden (Gewölle); in der Volksmedizin, zu Schmucksteinen verarbeitet und in Flüssigkeit getaucht, zur Entgiftung verwendet

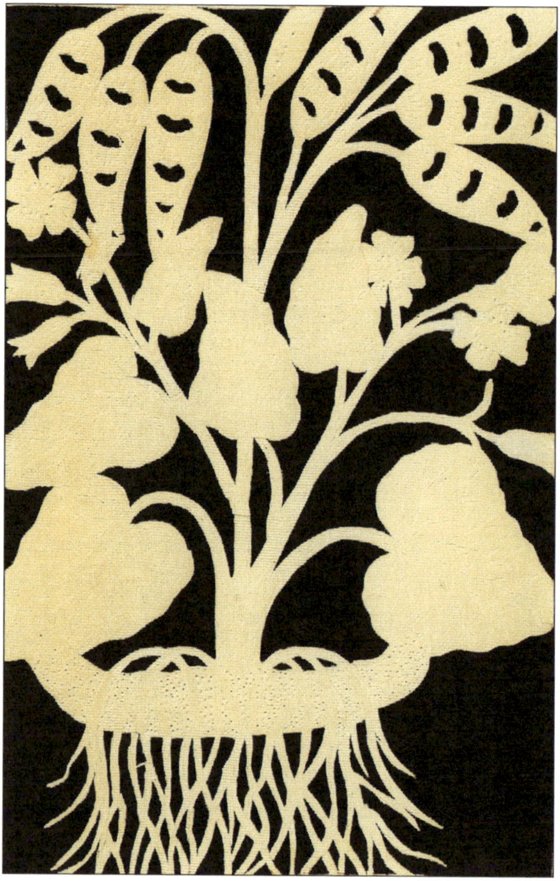

MONDENKRAUT

(auch Mondviole, Silberblatt)

Mondenkraut. Lunaria. Hat eine Knospige Wurtzel, daraus kommen breite, vornen spitzzugehende, am Rande etwas gekerfte Blätter, zwischen welchen ein runder Stengel mit kleinen Blätlein besetzt, inn die Höhe steiget, trägt Purpur- oder bleichbraune Blümlein, welche so dann platte, durchsüchtige Schöttlein, so von dreien Häutlein zusammen gefüget sind, hinterlaßen, worinnen 4. biß 5. platte Saamkörnlein, wie ein Halber Mond inn sich begreifen. — Gestalt.

Wird inn Gärtten unterhalten, blühet im April vnd hernach. Wird durch den Saamen vermehret, muß im Martio an einem Luftigen orte gesäet werden. — ort. Zeit. Pflantzung.

Der Saam ist Warm vnd truckner complexion. — Temperament.

Scharfen Geschmacks, öfnet, reiniget. — Wirckung.

Artznei-Gebrauch.

Dodonaeus meldet, daß man die Wurtzel Zu Salsen bereite, und mit Eßig wie einen Salat zurichte, und eße, gleich wie die jungen Sparges.

Lobelius schreibt: der Saam hab eine art zu saubern, und treibe den Harn. — Harn treiben.

Lonicerius meldet, daß 10. Körner mit Wein eingenommen, purgiren den Leib. — purgiren.

Die Alchymisten gebrauchen dieses Kraut mit großer Wirckung und Geheimnüß zu ihrer Goldkunst, aus dem ♀[Quecksilber] ☉ [Gold] zu machen. — Alchymisten – Kraut.

Dodonaeus s. Personenregister
Salse(n) – d. h. Sauce(n) oder Tunke(n)
Sparges – d. h. Spargel(stangen)
Lobelius s. Personenregister
Lonicerius s. Personenregister

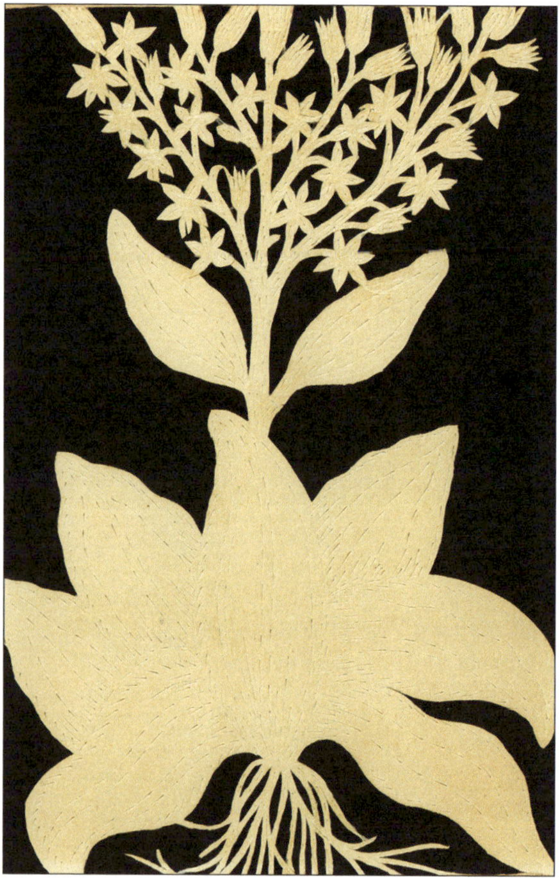

(WEISSE) NIESWURZ

(= weißer Germer, auch Lauskraut)

Niesewurtz. Elleborus albus. Hat eine Weiße Wurtzel voller Zasern, daraus kommen große, breite, geripte Blätter, wie Breit-Wegerich oder Enttzian, die liegen meist auf der Erden, theils umbgeben sie den hohlen und Hocherhabenen Stengel, an welchem von der Mitten an biß zu oberst an beiden seiten kleine Stengel anwachsen, mit weißen Blümlein gezieret, der Saame folget in schmalen Schöttlein, ist weißlicht breit. Wird inn den Gärtten gefunden, blühet in den Sommer-Monatten. Gestalt. Orth. Zeit.

Ist Warm vnd trucken im dritten grad. macht gewaltsam Erbrechen, Galenus. Temperament.

Artzney-Gebrauch.

Was von der Schwartzen Niese-Wurtz, sol auch von der Weißen verstanden werden; Sie treiben die Galle und allen Schleim, doch das nicht über 1. quintl[ein] auf einmahl innerlich einzunehmen gegeben wird. Galle treiben.

Die Soldaten haben ein Experiment im Felde, wider die Pest-Drüsen: Sie zerren die Haut von der Drüsen, inn die Höhe, stechen einen glühenden Dratt dadurch, stecken inn das gebrandte Loch ein stücklein von der Wurtzel, mit Butter bestrichen, das Zeucht den Gift gewaltig aus. Ist die Drüse unter der Achsel, thut man solches oben am Arm, ist sie an der Schooß, so wird das Loch oben am dicken Schenckel gemacht. Experiment wider die Pest Drüsen. Pest gift ausziehen.

Galenus s. Personenregister

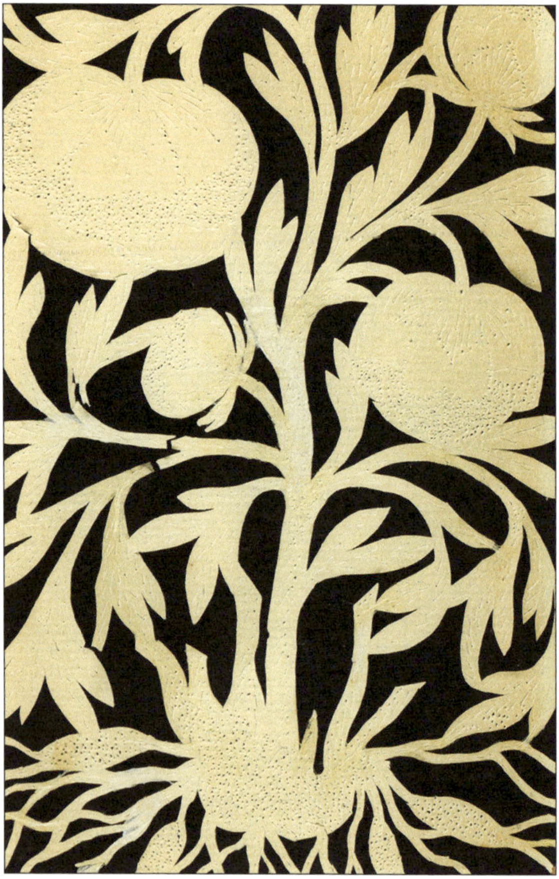

PFINGSTROSEN (PEONIEN)

(auch Venedisch Blum, Königsblum)

Peonien. Paeonia hat eine Rothe dicke Wurtzel die sich inn viel theil oder Knoten absondert, daraus kömmet ein rother Stengel, mit Blättern, fast wie Nußlaub bewachsen, oben grün, unten Weiß, vornen inn zwey theil eingetheilt. oben kommen Hochrothe Blumen, der Saame lieget in rauhen Häußlein, inn gestalt zweier Hörner. Gestalt.

Wird häufig inn Lustga[e]rten gefunden, blühet im Majo. vnd Julio, wird durch die Wurtzel aufbracht, welche im Frühling Zeitlich müßen verpflantzet werden. ort. Zeit.

Sind Warm und trucken im andern grad. Temperament.
subtiler theile, Ziehen Zusammen.

Artzney-Gebrauch.

Die Blumen sollen im Majo, der Saam im August, die Wurtzel im früh-Jahr ehe sie aussprost gesamlet werden.

Es wird die Paeonia sehr gerühmt wider die Gebrechen des Haubtes, führnehmlich für fallende Sucht, wie Galenus bezeuget, daher pflegt man den Kindern mit schwartzem Vogel-Kirsch-Waßer eine Milch aus dem Saamen zu machen und wider das Fräsel einzuflößen. Fallende Sucht. Fräsel der Kinder.

Es sol aber die Wurtzel gegraben werden, im Frühling, im abnehmen des Mondens oder auch wenn die Sonne im Löwen ist, darzu am Tage vnd Stunde der Sonnen, im abnehmen des Mondens. Paeonia wenn sie sol gegraben werden.

So man die Paeonien Körner den Kindern eingiebt, verhindern sie daß keinerlei Steine inn ihnen sich generiren. Kindern den Stein verhütten.

Wenn einen [ein Alp] bedruckt, er wird im Schlafe von jemanden gedruckt, und habe keinen Athem der nehme 15. Paeonien Körner inn Wein zu sich. alp drücken.

Die Wurtzel oder die Körner, eines quintl[eins]

Mutter aufsteigen. Ohnmacht.

schwer inn Wein gebraucht, dienet wider das aufsteigen der Mutter, davon ofters Ohnmacht entstehet. Fernelius.

fallende Sucht der Kinder verhindern.

Matthiolus meldet, wenn man ein Halb loth Bibergeil vnd 1. handvoll Paeonien inn Weißem Wein siede, sobald ein Kind geboren werde, es darinnen bade, so sei es sicher für der fallenden Sucht, denn der Paeonien gantze Substantz sey wider das Fresel vnd fallende Sucht gerichtet. Darumb wird sie billich stetes am Halse getragen.

Das gebrandte Waßer von Paeonien dienet zu allen dergleichen Zufällen.

Galenus s. Personenregister

Vogel-Kirsch-Waßer: wahrscheinlich die wilde Vogelkirsche mit kleinen schwarzen Früchten (= Tollkirsche)

Fernelius s. Personenregister

Matthiolus s. Personenregister

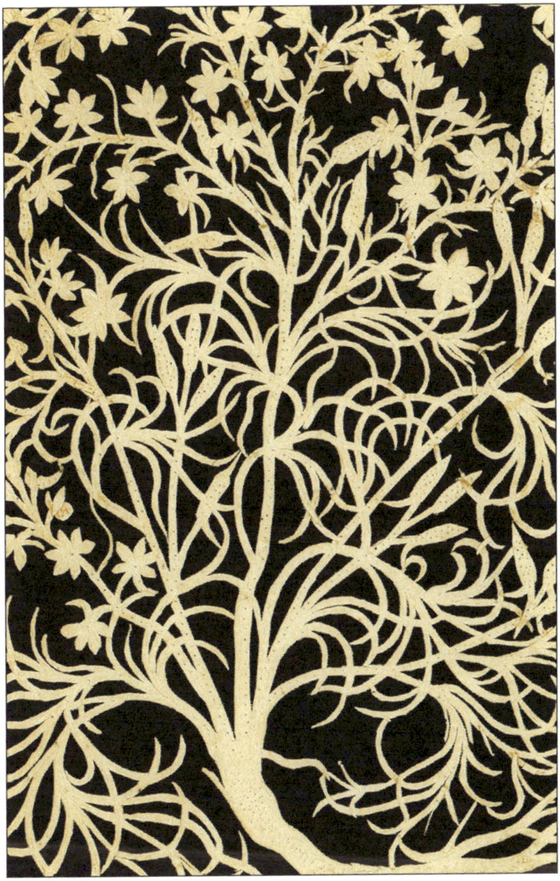

(FELD-)RITTERSPORN

Gestalt. Rittersporn. Consolida Regalis Hat eine lange nichtsnütze Wurtzel daraus kommen hohe Stengel mit vielen neben-Zweigen, die Blätter sind sehr klein, lang tief eingeschnitten, dunckelgrüner Farbe; die Weiße[n], Leibfarben[en], Rothe[n], braune[n], blaue[n] oder geflamte[n] Blümlein erscheinen ordentlich oben an den Stengeln, vornen ofen, hinten wie ein Hornn abgekrümmt, darauf folgen lange vnd runde Saamen-Häußlein, darinnen ein schwartzer Saam enthalten, Wächst auch Wild inn Felldern. Blühet den gantzen Sommer, wird im April gesäet, vnd besaamet sich hernach von selbst.

Ort. Zeit Pflantzung Temperament.

Ist temperiret kalter complexion, Zeucht zusammen, daher wird es unter die Wundkräuter gezehlet Matthiolus.

Wundkraut

Artzney-Gebrauch.

Schlangen. Giftiger Thiere Biß. Stein. Geronnen Blutt.

Dioscorides schreibt lib. 3. cap. 18. daß der Rittersporn eine fürtrefliche Artznei sei wider aller Schlangen und giftiger Thiere biß, darüber getruncken. Item denen, die mit dem Stein beladen sind, und geronnen Blutt harnen.

Magenwee. Leber verstopft. Nieren reinigen. Harn treiben. Nieren stein. Brust reinigen. Husten.

Rittersporn inn Wein gesotten, vnd getruncken, vertreibt den Schmertzen des Magens, eröfnet die Verstopfung der Leber vnd Miltzes, Reiniget die Nieren, vnd Blasen, treibt den Verstandenen Harrn, führet aus den Grieß, Sand vnd Nierenstein, Räumet die Brust, ist dienlich wider den Husten, mit Zucker süße gemacht.

Harn treiben.

Die Blumen zu Pulver gestoßen, mit Wein getruncken, thun desgleichen. Rittersporn mit Petersilien-Waßer getruncken, treibt gewaltig den Verstandenen Harrn.

Alle Rechtschafene[n] Wundärtzte sollen des Rittersporns inn Wundtrãncken nicht vergeßen.

Receptum: Rittersporn 2. Handvoll, Maaßliebenkraut, Wintergrün, die obersten Gipfel vom Joh[annes]kraut iedes eine Handvoll, Mäußöhrlein, Agleienblätter iedes eine Handvoll, diese Stücke in eine Kanne gethan, halb Wein vnd Waßer darüber gegoßen, wolverlutirt, hernach im Siedendem Waßer wol Kochen laßen 3. Stunden lang, ist ein bewehrter Wundtranck.

Wundtranck.

Im Anfang des Brach-Monats wird das Wasser aus dem Rittersporнn destilliret, ist gutt wider das Darmgicht, zumahl den Kindern, wider das Reißen im Leibe, dienet vortreflich inn allen Zufällen der Augen von hitze entstanden, macht sie klar.

Darmgicht.
Reißen im Leibe der Kinder.
Augen Hitze.
Augen klar machen.

Matthiolus s. Personenregister
Dioscorides s. Personenregister

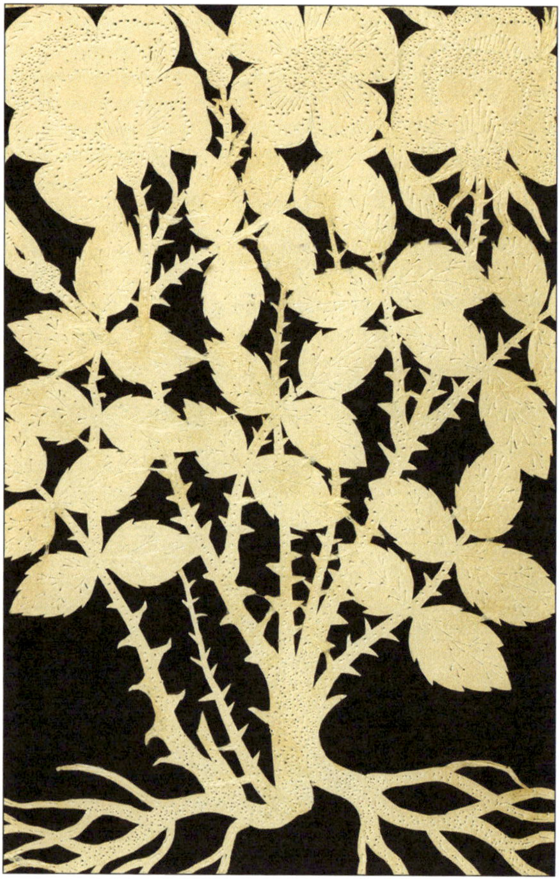

ROSEN

(hier die Hecken- oder Dornrosen)

Rosen. Rosa. Der Rosen sind viel Geschlechter, allhier wird nur von denen Feld oder Dornn Rosen gemeldet, als die zur Artznei am dienlichsten sind. — Feld-Rosen.

Sie werden von denen auslaufenden Wurtzel sproßen fortgepflantzt im Vollen Mond, — Pflantzung.

Alle arten der Rosen sind von Natur. Kühl. — Temperament.

Artzney-Gebrauch.

Denkwürdig ist was P. Porterus(!) in seiner Pharmacopaea Spagyrica meldet, Nemlich: daß die Roten - Rosen wider alle Meinung den Bauch erweichen, vnd so jemand solches Versuchen wil, der nehme ein quintl[ein] dieser Rosen, subtil gestoßen, mit einem Geträncke ein, der wird befinden, daß er vor 3. biß 4. mahl wird müßen zu Stuhle gehen. — Bauch erweichen — Stuhlgang machen.

Dürre Rosen inn Wein gekocht, etlich mahl davon des Tages getruncken stopft die Bauchflüße, so aber ein Feber dabey were sol man sie im Waßer kochen. — Bauchflüße stopfen.

Der gelbe Rosen-Saam auf die Zähne gelegt, stillet den Schmertzen so von Flüßen entstanden. — Zahnwee.

Die Rothe Frucht von den FeldRosen, Haynbutten [= Hagebutten] genannt, gedörret, werden wider den Stein nützlich gebraucht, sie stopfen auch alle inn- vnd äuserliche[n] Bluttflüße. — Stein. Bluttflüße.

Die weißen Steinlein [von den Rosenknöpflein] inn Wein eingenommen, treibet den Grieß vnd Stein, desgleichen der Rauhe Schwamm an den Feldrosen-Strauche. — Steyn treiben

Frische Rosen-Blätter von dornen, wol zerstoßen, mit Schwein-Schmaltz gemischt, an die kaale Platte des haubtes geschmieret, macht neue Haare wachsen. — NB. Haare wachsen machen.

Rosen-Waßer kühlet wol inn Hitzigen Febern. Dienet auch die Röthe der Augen zu benehmen. — Kühlung inn febern. Augen Röthe.

Der Rosen Zucker stärcket den Magen, lindert die — Magen stärcken.

Galle lindern.
Hirnn, Hertz stärcken.
Leber, Lunge befeuchten.
Kühlung inn febern.
Purgirend Rosen Zucker.
Purgirend Rosen Honig
Hitze des Hertzens.
Hertzens Angst

Galle, stärcket das hirrn, Hertz, befeuchtet die abgemattete dürre Leber vnd Lunge.

Inn den Hitzigen Febern sol man Rosen Zucker mit Bronn[en]Waßer vermischt durch ein Tuch drucken, den Saft dem patienten geben, das kühlet und erquicket wohl, etliche mischen den Spiritum vitrioli drunter.

Der purgirende Rosenzucker wird also gemacht: Nim 12. Vntzen Rosen-Zucker, darunter vermische 1. loth klein gestoßen, diagridij, 1. Loth oder 1 ½ davon gebrauchet. Es muß aber vorher ein oder 2 Monath gestanden haben.

Purgirendes Rosen-Honig. Receptum: Rosensaft 3. ℔. weniger und mehr, halb so viel Honig, koch es zusammen, thue darzu diagridij 8. loth mastix ein loth. oder nim Honig vnd Rosensaft iedes 1. ℔. Pfefer 1. qu[intlein]. Ingber ½ loth, Scammoneae 2. loth.

Wider große Hitze des hertzens, vnd hertzensangst kan man nehmen Sauerampf[er], Seeblumen vnd Bor[age]nwaßer, solche mit Rosen-Eßig vermischen, Tüchlein darin netzen, über das hertz legen, es ist auch gutt ein wenig Safran vnd Campfer darzu genommen.

P. Porterus (recte: Poterius) s. Personenregister

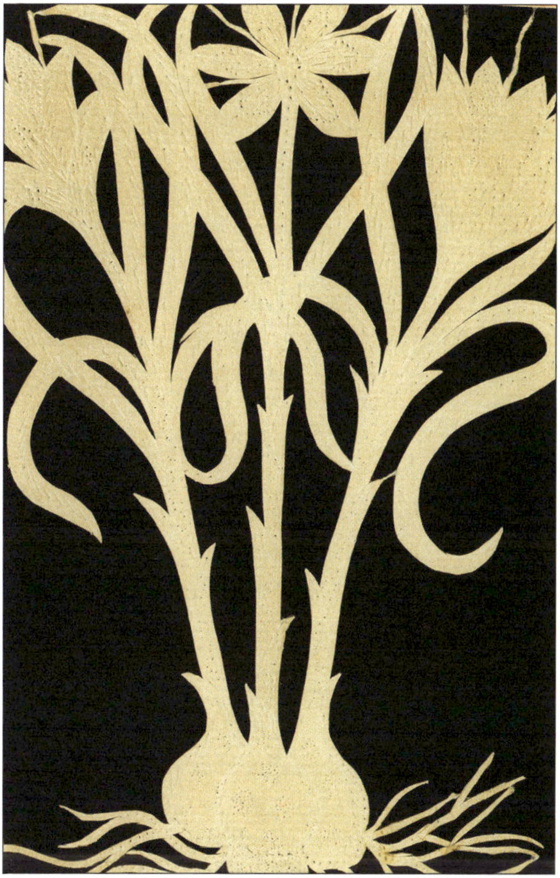

SAFRAN

Gestalt. Saffran. Crocus. Der Zahme Saffran gewinnet schmale lange Blätter, trägt Blau- oder Dunckel-Purpurfarbe[ne] Blumen mit Sechs Blättern, inn der Mitte stehen rothe Fädenlein, welches der Safran ist, die Wurtzel ist eine schuppichte Zwiebel.

Orth. Wird inn Gärtten gefunden, Er wil an einem ofenbaren luftigen orte stehen und wird durch die nebenzwiebeln

Pflantzung. vermehret im Sept[ember] oder octob[er].

Temperament. Zahmer Safran ist Warm im Andern und trucken im Ersten grad.

Wirckung. Eröfnet, verzehret, erweichet, stillet Schmertzen, stärcket das Hertz. Bauhinus

Artzney-Gebrauch.

Der Saffran soll schön Feuerroth sein etwas scharf und ein wenig bitter am Geschmack.

Lust vnd freudig machen. Im Lobolio(!) lieset man, wenn einer 3. quintl[ein] Saffran inn Wein trincke, mache er den Menschen sehr lustig.

Truncken machen. Galenus schreibt daß er bald truncken mache und das Haubt beschwere,

Magen [Ver-]dauung. helfe aber dem Magen die Speise wohl [zu ver]dauen.

Lebensgeister stärcken. Sonst stärcket er die Lebensgeister,

Schwindsucht. vertreibet die Schwindsucht gewaltig.

Fallende Sucht. So jemand mit der Fallenden Sucht überfallen würde, sol man Safran mit scharfem Eßig und Biebergeil vermischen, eine Feder drein tuncken und inn die Nase stecken.

Erlahmte Gliedern. Sähnadern. Es wird der Safran nützlich gebraucht unter die Pflaster so zu den lahmen Gliedern und Seenadern adhibiret werden, welches ist das Oxycroceon-Pflaster.

Schmertzen stillen. Simon Sethi lobt ihn zu den äuserl[ichen] Schmertzen, mit Milch vnd opio vermischt und übergelegt,

Podagr[a] Schmertzen stillen. oder mit Rosenöel dienet er das Wüttende Podagra zu stillen.

An die Brust vnd Pulß gebunden, stärcket die Ohnmächtigen.

Ohnmacht.

adhibiren – d. h. gebrauchen, benutzen anwenden (lat. adhibere)

Bauhinus s. Personenregister

Lobelius s. Personenregister

Galenus s. Personenregister

Seenadern (Sehnadern): vieldeutig, kann Sehnen, Adern, Nerven oder Bänder bedeuten

Simon Sethi s. Personenregister

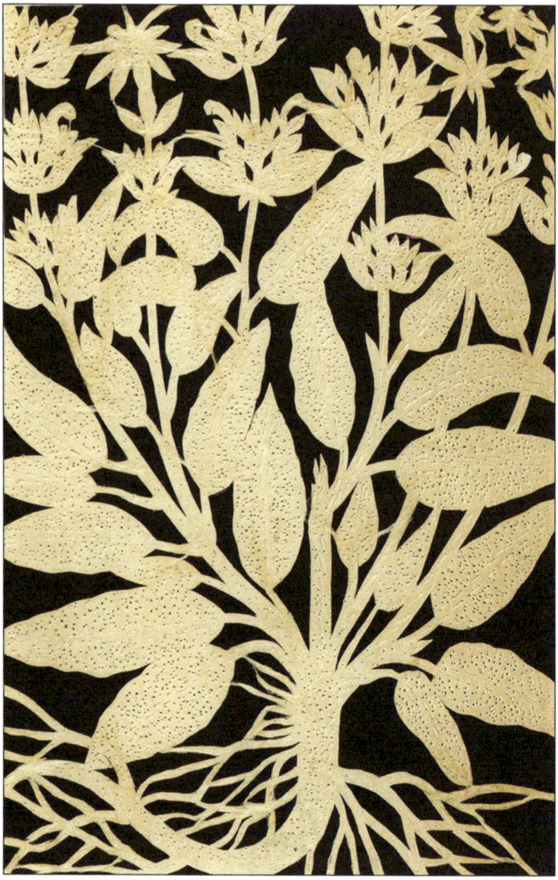

SALBEI

Salbey. Salvia. hat eine Hartte Zasichte Wurtzel daraus kommen Holtzichte Stengel mit länglicht breiten Blättern besetzet, Rauh und Grau an Farbe, oben trägt sie Purpur inn blaue gedrungene Blumen, der Saam ist schwartzlicht. Wird inn denen Gärtten gezeuget, blühet im Julio und Augusto.
Salbei ist trucken im andern und Warm im anfang des dritten grads. Zeucht Zusammen Dodonaeus.

Gestalt.
Ort.
Zeit.
Temperament.
Wirckung.

Artzney-Gebrauch.

Tragus schreibet wer frühe Salbeieße sei des Tages für Gift und Pestilentzischer Luft befreiet.
Agrippa schreibet, daß die vnnzeitig gebehrende[n] Frauen der Salbei sich ofters bedienen sollen.
Macer und Plinius melden, die Salbei sei wider das Seitenstechen.
Salbei im Mund gekeuet, macht gutten Athem. Das Zahnfleisch damit gerieben, macht die Zähne feste, inn Wein gesotten damit gegurgelt, heilet alle versöhrunge[n] des Halses.
Aetius schreibet: die Salbei sei gutt denen Frauen: denn wenn sie den 4. Tag nach ihrer gewöhnlichen Reinigung ein Halb Pfund Salbei-Saft mit ein wenig Saltz vermischet, trincke, darauf zum Manne sich halte, so empfange Sie glücklich.

Gift.
Pestilentzische Luft.
Vnzeitige geburt verhüten.
Seitenstechen.
Athem gutt machen.
Zähne befestigen.
Halß versöhrung
Empfängnüß befördern.

Dodonaeus s. Personenregister
Tragus s. Personenregister
Agrippa s. Personenregister
Macer s. Personenregister
Plinius s. Personenregister
Aetius s. Personenregister

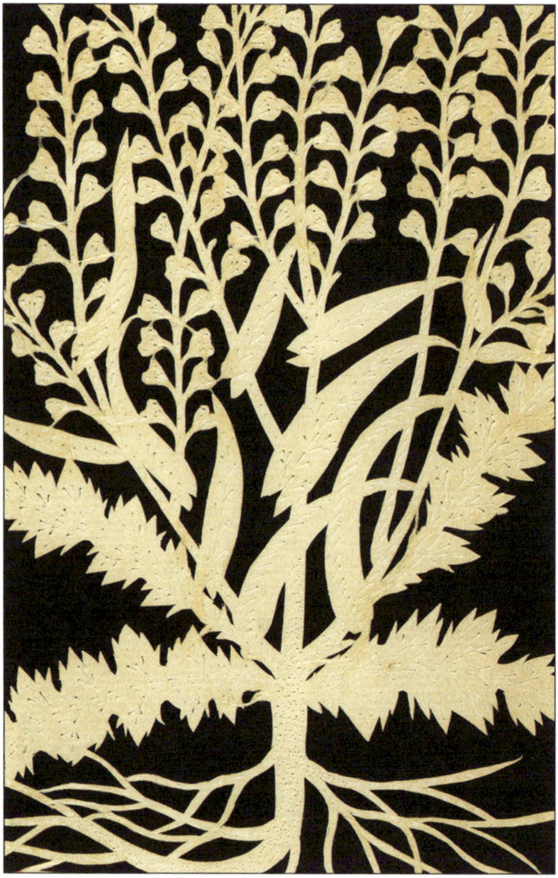

TÄSCHELKRAUT

(= Hirtentäschel)

Täschelkraut. Bursa Pastoris. hat eine lange Wurtzel mit viel Zaseln behengt, daraus kommen etliche gerade Stengel mit viel nebenZweigen, unten hat es lange gezäuckte [= gezackte] Blätter, an den Stengeln aber glatte, oben trägt es weiße Blumen denen folgen breite eckichte Häußlein inn Gestalt eines Beutels. Wird an den Wegen vnd Sandichten orten gefunden. Blühet im Sommer,

Gestalt.
orth.
Zeit.

Ist kalt vnd truckner Eigenschaft. hat eine Zusammen Ziehende Kraft.

Temperament.
Wirckung.

Artzney-Gebrauch.

Täschelkraut zu Pulver gestoßen 1. quintlein, mit Wein getruncken etliche tage nacheinander, dienet wider alle innerliche[n] Brüche.
Nur inn die Schuhe gelegt, vertreibt die Geelsucht.
Teschelkraut frisch gestoßen, den Saft ausgedruckt, Morgends vnd Abends iedesmahl 4. oder 5. Loth getruncken, dienet wider das Bluttspeien, stillet rothe Ruhr, Vnnmäßigen Bluttfluß der Frauen, behält die Frucht im Mutterleibe, heilet auch alle innerliche[n] Versehrunge[n]; Inn Wein gesotten, 3. biß 4. Vntzen auf ein mahl eingenommen, dienet eben so.

Innerliche Brüche.
Gelbesucht.
Bluttspeien.
Rothe Ruhr.
Frauen Bluttfluß stillen.
Frucht im Mutterleibe hehalten.
Innerl[iche] Versöhrung.

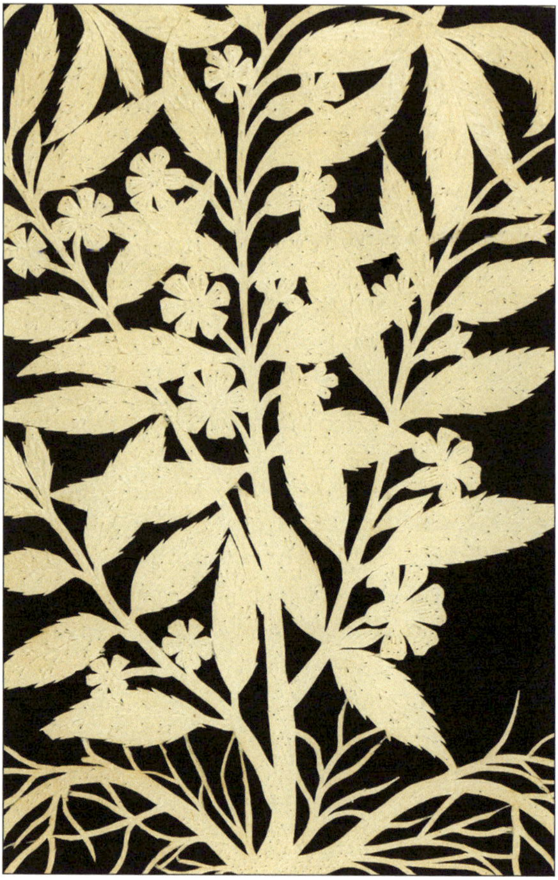

TEE-PFLANZE

Thee. Herba Thee. Wird aus China inn Teutschland gebracht.
Sein Nutz ist so weit bekand daß man die Blätter inn Warm Wasser weiche, und selbes Waßer auch Warm trincke. Dienet das Podagra von Grundaus Zuvertreiben. probatissimum.

Podagra von grundaus Zu vertreiben.

probatissimum (lat.) – d. h. besonders bewährt

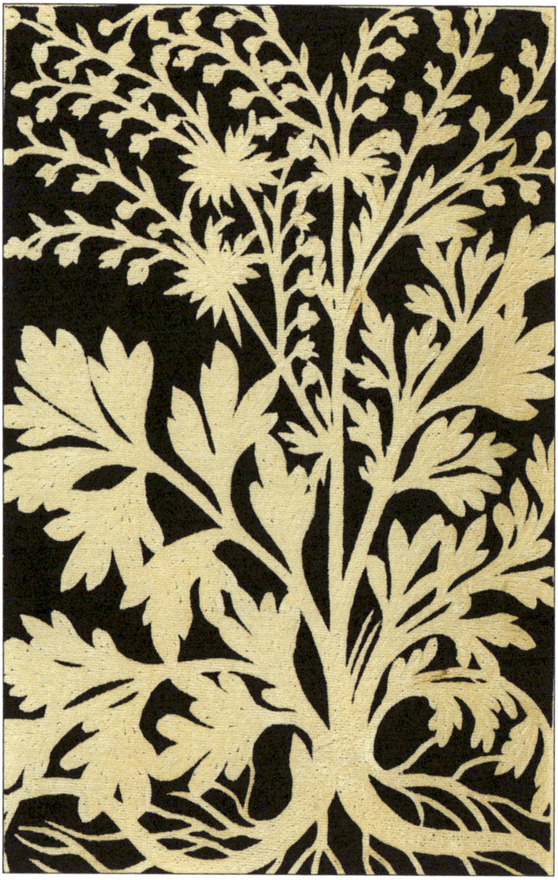

WERMUT

Wermuht. Absinthium. Hat Holzichte Wurtzeln, daraus kömmet auch ein Hartter Stengel, welcher sich in viele Nebenzweige theilet vnd mit tiefgekärften Blättern umbwachsen ist. An statt der blühte trägt sie gelbe Knöpflein in großer menge oben an den Stengeln. Ist ein Gartten-Kraut, wird doch auch inn den Fell-dern gefunden, an Sandichten Orten, blühet im Julio vnd Augusto.
Ist Warm im andern vnd trucken im dritten grad. eines bitteren Geschmackes, öfnet, durchschneidet, saubert.

Gestalt.

Orth.

Zeit.

Temperament.

Wirkung.

Artzney-Gebrauch.

Der gemeine Feld-Wermutt ist beßer als der inn den Gärtten gezeuget wird
Constantinus IV. der Christliche Kayser macht den Wermuttwein inn seinem 8. Buche vom Feldbau allso: Er nimt 2. loth des Feld oder Bergwermuts, zerschneidet den, bindet ihn inn ein rein leinen Tüchlein, hernach inn den Most gehenckt. Man mag auch Caßien Rinden, Cardebenedicten, Wegwartt, Tausendgölden, Isop, Wolgemut, Salbey, vnd Odermenig darzu thun. Dieser Wein stärcket vnd erwärmet den schwachen Magen, die Leber, vnd ist inn denen gebrechen, so von Kälte kommen nichtes dienstlicher zu finden. Er verhüttet das geblütte für aller Faulnüß und so was giftiges darinnen wäre, das verzehret er.
Wermutt auf allerlei Weise gebraucht, ist dienlich den Miltzsüchtigen, Sie widerstehet auch der Trunckenheit wenn man frühe nüchtern davon ißet.
Ist der Mensch verstopft, so stopft die Wermut noch mehr, ist er flüßig, so kan man sie alleine gebrauchen. Sie dienet auch dem Rind vnd Schaaf Vieh vor alle gebrechen, mit Saltz gemischt ihnen gegeben, bewahret sie für allen schädlichen Zufällen.

Wermutt Wein bereiten.

Magen stärcken.

geblütte reinigen

Giftfeind.

Miltzsucht.

Trunckenheit verhindern.

Rind vnd Schaffe Artznei.

Giftfeind.

Die Goldschmiede, so viel mit quecksilber umbgehen, sollen ihnen den Wermut mit Wein anbefohlen sein laßen, denn er dienet wider alle Vergiftunge[n].

tiefgekärften – d. h. tief eingekerbten
Constantinus IV. s. Personenregister

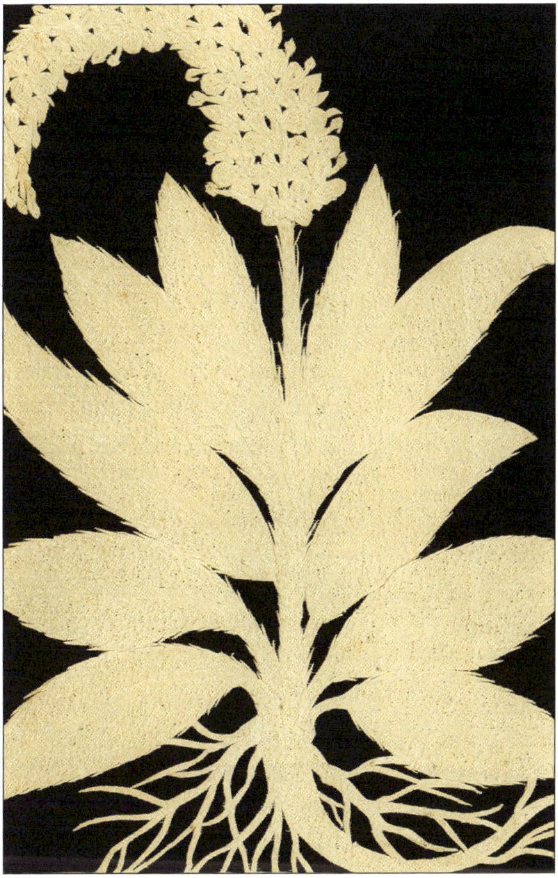

WULLKRAUT

(= Königskerze)

Gestalt.
Orth.
Zeit.
Temperament.
Wirckung.

Wullkraut. Verbascum. Hat eine ziemliche dicke Wurtzel aus welcher ein starcker Stengel kommet, mit breiten, gelinden, graulichten Blättern umbgeben, der Stengel ist mit gelben fünfblättigen Blümlein gezieret, denen folgen runde Saamen häußlein. Wächset an den Zäunen vnd Äckern. blühet im Junio vnd Julio. Ist trucken vnd mäßiglich Warm. Erweichet, Verzehret, stillet Schmertzen. Galen[us].

Artzney-Gebrauch.

Die erfahrenste[n] Medici rühmen dieses Kraut vortreflich, wider die fallende Sucht.

Grimmen im Leibe
Viertägig Feber.
Wunden reinigen.

Die blumen gepüllvert vnd eingenommen, lindern das grimmen im Leibe, auch das Vier tägige Feber.
Plinius schreibt: Wenn man Wullkraut vnd den Saamen inn Wein siede vnd überlege, so Ziehe es alles aus, was inn den Wunden verborgen sey.

Haar schön machen

Dioscorides vnd Galenus sagen, die Blumen machen schöne Haar, wenn sie inn lauge geleget und das Haubt damit gewaschen würde.

After geschwär
Podagra lindern.
Wartzen vertreiben.

Matthiolus setzet, daß die Blumen, inn Waßer gesotten, aus den vornehmsten stücken eines sei, wider alle hitzige Geschwär der Aftern, vnd heimlicher Glieder wie auch des hitzigen Podagr[a] Warm aufgelegt.
Den Saft aus den Blättern und Blumen ausgedruckt an die Wartzen gestrichen, vertreibet sie.

gelind(e, Pl.) – d. h. weich (Gegensatz zu hart, fest, steif)
Galenus s. Personenregister
Lauge: mit Salz versetzte Flüssigkeit
Plinius s. Personenregister
Dioscorides s. Personenregister
Matthiolus s. Personenregister

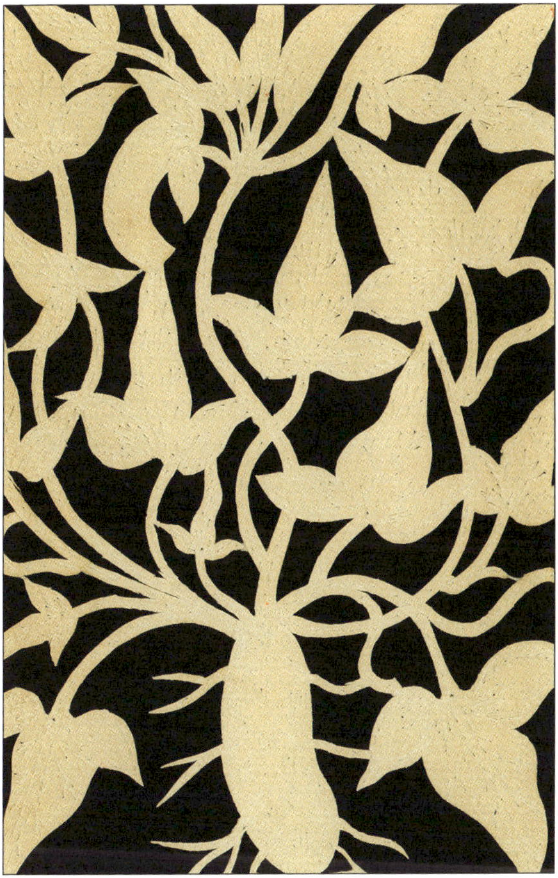

ZUCKERWURZ

(= Süßkartoffel)

ZuckerWurtz. Bataja(!) Indorum. s[ive]. Sisarum Peruvianum.

Gestalt

Hiervon schreibet Clusius, daß es sei[ne] Räblein auf der Erden umb sich breite, die Blätter weren ziemlich dicke, bleichgrün, dem Spinat inn etwas ähnlich, die Wurtzel sey wie ein Großer Rettich, jedoch oben vnd vnten stumpf.

Orth

Die Einwohner der neuen Welt eßsen(!) die Wurtzeln, so wol rohe als gekocht, inngleichen die Spanier,

Zubereitung

braten sie inn der Aschen, nehmen dann die äuserste Schale hinweg, schneiden sie [in] scheiblein, vnd eßen es mit Oel, Eßig vnd Saltz, oder mit Wein, Rosen Waßer vnd Zucker, Ist allein ein delicates wesen aber keine Artzney.

Bataja: (recte:) Batata
Räblein: weiße Rübchen
Clusius s. Personenregister

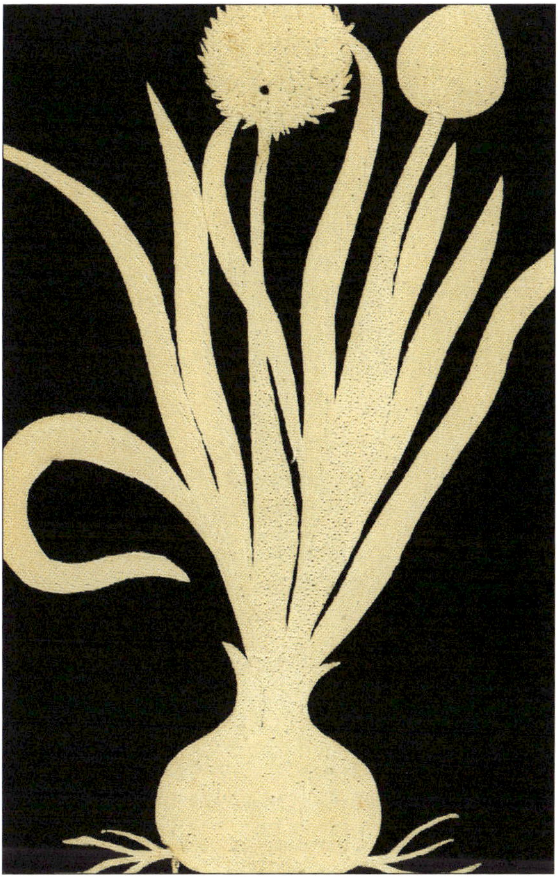

ZWIEBEL

Gestalt. Zwiebeln. Cepa. sind jederman bekand, Werden im Frühling inn die Erde gesteckt, so tragen sie ihre

Zeit. blühte im Julio und geben im August reiffen Saamen.

Pflantzung. Zwiebel Saamen aber wird im Mertzen oder Aprill gesäet.

Temperament. Sie sind ihrer Complexion nach Warm vnd trucken biß inn den Vierdten grad. doch nicht so hitzig als

Wirckung. Knobloch. sie öfnen, verdünnen, durchschneiden, vnd abstergiren. Galenus

Artzney-Gebrauch.

Die viel Studieren, sollen nicht Zwiebeln eßen, auch die nicht so blöde Augen haben und übelen gehöres sind. Sie blöhen den Leib.

Brustschleim. Sonst werden Sie vom Fernelio gelobt, daß Sie die böse[n] feuchtigkeiten der Brust zertheilen, und ausführen, wenn sie nur wol gekocht oder gebraten werden.

Appetit zum Eßen. Dioscorides sagt, Zwiebeln machen appetit zu eßen,

Manns vnd Weibes Saamen mehren. mehren auch den Männlichen vnd Weiblichen Samen.

Hollerus schreibt inn seinem Tractat de Peste, daß wenn man eine Zwiebel aushöle mit guttem Theriack fülle, den abgeschnittenen Deckel wider aufsetze, inn heißer Aschen weichbrate, hernach miteinander zer-

Pestbäulen erweichen Pestgift ausziehen. stoße, wie ein Pflaster auflege, sei es gutt den giftigen Beulen so sich inn der Pest aufwerfen, erweiche vnd Ziehe alle[s] Gift aus.

Der Zwiebelsaft ist sehr dienlich inn der Pest; Man Schneidet eine Zwiebel oben auf, hölet sie aus, thut

Edle Pest artznei. ein quintl[ein] Theriak darein, läßet sie in heißer Asche braten, schelet hernach das äuserste davon, thut darzu 2. loth Syr[upi] acetos[itatis] Citri, Preßet den Saft aus, vermischet ihn mit 2. qu[intlein] TormentillWaßer, giebt dem patienten davon zu trincken, vnd läßet ihn daraus schwitzen.

Zwiebelsaft mit Honig vermischt angestrichen, vertreibt die Auge[n]felle, vnd anfang zum Staar.

Augenfall vertreiben.

abstergiren – d. h. entfernen, Unwohlsein vertreiben (lat. abstergere)
Galenus s. Personenregister
Fernelius s. Personenregister
Dioscorides s. Personenregister
Hollerus s. Personenregister
Augenfall: wahrscheinlich Eintrübung der Linse

DAS KRÄUTERBUCH DES JOHANN CHRISTOPH ENDE

Ein botanisches Kompendium des 17. Jahrhunderts mit einzigartigen Illustrationen*

Von den an Kostbarkeiten so überaus reichen Beständen der Berliner Staatsbibliothek dürfte vor allem bei Liebhabern der filigranen Kunst des historischen Scherenschnitts ein Werk besonderes Interesse wecken. Es handelt sich um ein im letzten Drittel des 17. Jahrhunderts entstandenes handgeschriebenes Kräuterbuch, dessen abgebildete Pflanzen aus weißem Papier ausgeschnitten wurden. Nun sind handgeschriebene, später auch gedruckte Kräuterbücher durchaus nicht selten, es gibt sie schon seit der Antike, aber je nach Ausstattung oder Inhalt können sie eine besondere Wertschätzung erfahren, nicht selten auch bisher unbekannte Schätze oder Raritäten darstellen. Hierzu zählt ganz sicher das Kräuterbuch des Johann Christoph Ende, dessen unnachahmlicher Reiz in seiner künstlerischen Gestaltung liegt und für Zeugnisse dieses Genres bisher ohne Parallele geblieben ist.

Ausstattung

Die Handschrift ist mit einmaligem Buchschmuck ausgestattet: Er besteht aus 215 weißen Scherenschnitten in- und ausländischer Bäume, Stauden und Kräuter. Die Weißschnitte sind von hoher Qualität, ungemein lebendig, dennoch zart und filigran. Sie sind offenbar mit einem Messer geschnitten worden, das einem Skalpell gleicht. Der überaus perfekte, naturnahe und sorgfältige Schnitt lässt es vermuten. Durch Nadelstichpunktierung auf der Rückseite und feine Binnenschnitte innerhalb der Fläche erreichen die Pflanzen eine erstaunliche Plastizität und Anschaulichkeit, die den Holzschnittillustrationen in den zeitgenössischen gedruckten Kräuterbüchern keineswegs unterlegen sind. Im Gegenteil, die Schnitte wirken feiner und eleganter. Bewundernswert ist die künstlerische Ausführung. Aus einer rotgerahmten

* Das handgeschriebene Buch befindet sich in der Staatsbibliothek zu Berlin – Preußischer Kulturbesitz und trägt die Signatur »Ms. germ. fol. 223«.

Fläche auf der oberen weißen Blatthälfte schneidet Johann Christoph Ende die Motive heraus, stets stabil durch auslaufende Blätter, Blüten, Wurzeln oder Gefäße, in denen er sie bisweilen anordnet, mit dem Rahmen verbunden. Mitunter klebt er auch Teile des Schnittes in den Rahmen ein (z. B. S. 477: Leberkraut, S. 489: Löffelkraut, teilweise S. 497: Lungenkraut). Die obere Hälfte des Folgeblattes enthält passgenau eine ebenfalls rotgerahmte Fläche, die mit schwarzer Tusche ausgefüllt ist, so dass der Weißschnitt des Vorblattes jeweils gut erkennbar und geschützt aufliegt. Auf der unteren Blatthälfte ist dann, wiederum rotgerahmt, der Text angeordnet. Bild und Text sind außerdem noch durch eine waagerechte rote Linie voneinander getrennt. Die perfekte Ausführung und die proportional sehr ausgewogene Verteilung von Text und Bild zeugen von ungewöhnlichem Geschick und Talent des Herstellers. Ob er seine Motive vorher auf der Fläche skizziert oder ob er sie aus freier Hand geschnitten hat, lässt sich nicht ermitteln. Auch die Titelei auf einem schwarzen (Papp-)Blatt hat er künstlerisch gestaltet, indem er die Schrift mit einem ovalen Doppelrahmen umgab. Den Rahmen füllte er mit qualitätsvollen floralen Weißschnitten, am oberen Rand hängt ein Strahlenkranz mit dem hebräischen Wort »Jahwe« (= der Allmächtige). Er schnitt aus dem schwarzen (Papp-)Blatt eine ovale Fläche aus und fügte dann passgenau die auf weißem Papier stehende Titelei nebst Rahmen ein.

Der Scherenschnitt eignet sich wunderbar als Buchschmuck. Ein schönes, zudem sehr frühes Beispiel dafür liefert unser Kräuterbuch, das in dieser Form singulär ist und weder Vorgänger noch Nachahmer, soweit ermittelbar, besitzt. Allerdings unterliegt diese Ausstattungsform nur begrenzter Haltbarkeit, erschwert die Benutzung, und es ist ungewöhnlich, ein Handbuch so zu gestalten.

Zum Autor

Dem Titel auf dem schwarzen Vorsatzblatt (Bl. I[rv]) sind einige wichtige Angaben zur Herkunft und zum Verfasser zu entnehmen. Der Eintrag lautet wie folgt ([r]): *Sonderbares Kräuter-Buch. Darinnen CCXV. Inn- u: Ausländische Bäume, Stauden, u: Kräuter, Nach eigentlicher Gestalt inn Papier geschnitten, zu finden sind. Mitt anmerckung ihrer Zeitt, Tempe-*

ram: Wirckung – Pflantzung und auch Artznei-Gebrauches Neben beyfügung vortreflicher Experim: Tabernaemontani u: anderer Botanicor: Samt einem vollständigen Register, zue Belustigung u: Nutzen Eigenhändig verfertigt Von Joh: Christoph: Enden Ju: Pr: Lignic: Siles. (v): *Praesentem DEUM quaelibet HERBA refert.* Der Text steht in einem ovalen roten Doppelrahmen, der mit Blumen und Blattranken gefüllt ist.

Wir entnehmen diesen Angaben zunächst einmal, dass der Verfasser der Handschrift sich Jo[hann] Christoph Ende nennt und anscheinend aus Liegnitz in Schlesien stammt. Die Art seiner dortigen Beschäftigung bleibt vage. Er bezeichnet sich als »Rechtsbeistand *(Juris Practicus)*«, was gewöhnlich als »Advokat« bzw.« Rechtsanwalt« interpretiert wird. Es kann sich aber auch um einen Notar ohne den Status eines Rechtsanwalts handeln, der die amtliche Erlaubnis zur Erledigung rechtlicher Angelegenheiten besitzt. Sein eigentlicher Aufgabenbereich aber erschließt sich nicht. Wir erfahren außerdem, dass er nicht nur Autor und Schreiber, sondern auch Illustrator gewesen ist, somit also ein Autograf vorliegt. Darüber hinaus konnten zu seiner Biografie keine weiteren sicheren Daten ermittelt werden.

Die erste Erwähnung der Handschrift findet sich bereits im ältesten, von Johann Raue 1668 angelegten und mit Nachträgen von Christoph Hendreich versehenen Handschriftenkatalog der Bibliothek des Großen Kurfürsten Friedrich Wilhelm (1620-1688). Auf Bl. 116v ist von Hendreich nachgetragen: 63[richtig: 66] *Ioan. Christoph Enden in Papir außgeschnittenes Kräuterbuch.* Er notiert es nach den Handschriftenerwerbungen aus dem Mindener Domkapitel (1683), demzufolge kann es erst nach 1683 erworben worden sein. Nach mehr als 200 Jahren, 1987, findet das ungewöhnliche Kräuterbuch erst wieder Beachtung anlässlich einer von der Berliner Staatsbibliothek veranstalteten Ausstellung *100 botanische Juwelen.*

Umfeld und mögliche Motivation

Versuchen wir uns nun ein Bild vom Umfeld des Autors zu machen. Gehen wir von der Hypothese aus, dass er als Rechtsanwalt oder Notar, vermutlich in der 2. Hälfte des 17. Jahrhunderts, im schlesischen Liegnitz tätig gewesen ist. Er könnte dann etwa gegen Ende der 1620er

Jahre geboren worden sein und bis gegen Ende des 17. Jahrhunderts gelebt haben. Dass ihm die Landschaft nicht fremd ist, beweist z. B. seine Bemerkung über den Fundort der Alraune, sie wachse nämlich auf *Vnserm* Schlesischen, *so genandten* Riesengebirge. Der geographischen Lage und dem fruchtbaren Boden der Liegnitzer Ebene verdankte die Stadt schon bald eine überregionale Bedeutung. Sie lag an der am meisten besuchten Handelsstraße Schlesiens, der sogenannten »Hohen Straße«. Hier kreuzten sich die Warenzüge aus Krakau, Ungarn, Wien und Venedig auf ihrem Weg nach Breslau. Hier wurden die Rohprodukte des Ostens gegen Spezereien und Gewürze des Südens eingetauscht. Die geschichtsträchtige Landschaft war zudem ausgestattet mit berühmten Kräutereien und ihren Kräuterern (Gemüsezüchtern). Die waldreichen Vorberge des Riesengebirges, ausgedehnte Heideflächen, Wiesen und die Uferzonen der Oder verliehen der Stadt ein höchst abwechslungsreiches Ambiente. Die dortige Flora war ein Eldorado für Botaniker und Kräutersammler. Die Einwohner der Ackerbürgerstadt besaßen nicht selten eigene Gärten, in denen sie Gemüse und Kräuter pflanzten: die sogenannten »Kuchelgärten«.

Unser Autor dürfte mit einiger Sicherheit eine akademische Ausbildung genossen haben, zumindest an einer juristischen Fakultät, vielleicht auch eine Ausbildung auf naturkundlich-medizinischem Gebiet. Sein Motiv, ein Kompendium der Pflanzenkunde und deren medizinischer Nutzen zu schaffen, hat wohl darin bestanden, ein praxisorientiertes, durch ausführliche Register bequem benutzbares Handbuch vorzulegen.

Quellen, aus denen der Autor schöpfte

Wie erwähnt, muss unser Autor kenntnisreich und belesen gewesen sein, denn er schöpfte aus einem breit gefächerten Quellenreservoir. Bereits auf dem Titelblatt teilt er seinen wichtigsten Gewährsmann mit: *Neben beyfügung vortreflicher Experim: Tabernaemontani.* Die Rede ist von Jacob(us) Theodor(us) gen. Tabernaemontanus (latinisierte Namensform nach seinem Geburtsort Bergzabern/Pfalz, um 1522-1590), einem Schüler der berühmten Botaniker Otto Brunfels und Hieronymus Bock (lat. Tragus). Der studierte Apotheker, Botaniker und in Heidelberg promovierte Mediziner war zuletzt als Leibarzt des Kurfürsten Johann Casimir, Pfalzgraf von Pfalz-Simmern (1583-1592 Administrator der Kurpfalz) tätig. Er empfahl die einfachen Pflanzenstoffe als wirksame Heilmittel. Er sammelte ein Leben lang an einem Herbarium in- und ausländischer Pflanzen und stattete sie mit Beschreibungen aus. Es umfasste schließlich über 2300 Abbildungen. Das monumentale Werk war mit Holzschnitten ausgestattet. Sie dienten unserem Autor mit Sicherheit als Vorlage für seine Weißschnitte, wie ein Vergleich zwischen Handschrift und Druck oft erkennen lässt. Er übernimmt auch in seinen Beschreibungen ganze Textpassagen, mitunter mit exaktem Stellennachweis. Außerdem sind ihm folgende fast zeitgenössische Autoren besonders wichtig: Leonhart Fuchs (1501-1566), Otto Brunfels (1489-1532), Hieronymus Bock (lat. Tragus, 1498-1544), Petrus Andreas Matthiolus (1500-1577), Rembert Dodonaeus (1517-1585), Carolus Clusius (1526-1609), Matthias Lobelius (1538-1616), Johannes Ruellius (1474-1537), Johannes Fernelius (um 1497-1558). Bemerkenswert erscheint der Hinweis, dass diese Autoren erstmals die Beschreibung von Pflanzen nicht mehr zwangsläufig und ausschließlich an den medizinischen Gebrauch knüpfen.

Auch bei der antiken und mittelalterlichen Fachliteratur nimmt unser Autor Anleihen. Hier beruft er sich bei seinen Beschreibungen auf die Erkenntnisse und Erfahrungen von Schriftstellern, die quasi zum Allgemeingut der naturwissenschaftlich-medizinischen Wissenslandschaft gehörten. Er zitiert immer wieder Hippokrates, Aristoteles und dessen Schüler Theophrastos aus Eresos auf Lesbos. Hinzu treten Galenus, M. Porcius Cato, Plinius Secundus (maior), Cornelius Celsus und vor allem das Pflanzenbuch des griechischen Arztes Pedanius Dioskurides mit seinen naturnahen, blattgroßen Pflanzendarstellungen. Er kennt und zitiert auch die Erben der klassischen griechischen und lateinischen Bildung, die arabischen Botaniker und Mediziner Avicenna und Mesue Damascenus. Bei den mittelalterlichen Autoren stützt er sich auf das weit verbreitete Werk *Ruralia commoda* (Über die Landwirtschaft und Pflanzenkunde, um 1300) des Naturwissenschaftlers und Juristen Petrus de Crescentiis aus Bologna. Das Werk wurde ins Deutsche übersetzt und erfuhr bis 1531 vier Nachdrucke. Die Auflistung der zitierten Quellen ließe sich beliebig fortsetzen, doch genügt dieser Auszug, um zu verdeutlichen, dass Ende über ausreichendes Wissen verfügte, um sein Thema souverän zu bearbeiten. Von Tabernaemontanus bezog er wohl den Löwenanteil seiner Kenntnisse, und es ist nicht auszuschließen, dass er die hier gefundenen Quellen ohne eigene Prüfung übernommen hat. Doch finden sich in unserem Kräuterbuch auch Autoren zitiert, die Tabernaemontanus nicht erwähnt.

Mit der Wahl des Gegenstandes befand sich unser Verfasser gewiss auf der Höhe des allgemeinen Interesses seiner Zeit. Abhandlungen über Gestalt, Wirkung und Verwendung von Pflanzen in der Heilkunde, bereits frühzeitig auch bebildert, sind uns bereits aus dem Vorderen Orient und Ägypten bekannt. Das wohl umfangreichste bekannte Werk zur ägyptischen Medizin und Arzneikunde ist der Papyrus Ebers (um 1550 v. Chr.) mit mehr als 800 Rezepten. Für die spätere europäische Medizin aber wurde prägend und richtungsweisend das Schaffen des Hippokrates aus Kos, zusammengefasst im *Corpus Hippocraticum* (darin der Hippokratische Eid). Charakteristisch ist die enge Verknüpfung zwischen Medizin und Heilpflanzen. Einen hohen Verbreitungsgrad erreichten diese Kompendien sodann durch die ersten Drucke von Kräuterbüchern mit Holzschnitten aus der Mainzer Offizin des Gutenberg-Nachfolgers Peter Schöffer. Im 16. und 17. Jahrhundert war eine außerordentliche Dichte an Drucken der Werke der schon genannten bedeutenden deutschen und europäischen Botaniker und Mediziner zu beobachten. Unserem Autor stand also eine große Auswahl an Vorbildern zur Verfügung, an denen er sich orientieren konnte.

Zum Aufbau des Kräuterbuches

Für seine Darlegungen entwickelte Johann Christoph Ende ein Beschreibungsschema nach folgenden Kategorien: *Gestalt,* (mitunter auch:) *Andere Gestalt, Zeit, Ort,* (mitunter auch:) *Pflantzung* oder gelegentlich *Wartung, Temperament, Wirckung, Artznei-Gebrauch.* Bei der Zusammenstellung orientiert er sich an seinen Vorbildern. Zum Inhalt der Kategorien sei Folgendes angemerkt: Zunächst wird die Pflanze sehr detailliert dargestellt, dann widmet er sich dem Ort, wo sie zu finden ist, informiert über Blüte- und Reife- bzw. Erntezeit und über den richtigen Zeitpunkt der Auspflanzung. In allen Kräuterbüchern werden den Pflanzen stets Eigenschaften zugeordnet, d. h. ihre Natur, Complexion oder ihr *Temperament* angezeigt. Sie können beispielsweise warm oder kalt, trocken oder feucht, bitter oder scharf sein. Es sind Kriterien, die über den jeweiligen Einsatz entscheiden. Im Abschnitt *Wirckung* erfährt der Leser, welche Reaktionen die zubereitete Pflanze bei Einnahme auslösen kann. Der letzten Kategorie, *Artznei-Gebrauch,* widmet unser Autor die größte Aufmerksamkeit und gestaltet sie besonders ausführlich. Er beschreibt sehr genau die medizinische Anwendung der Pflanze und ihrer Bestandteile (Blätter, Blumen, Samen, Wurzel), liefert die entsprechenden Rezepturen und Einnahmevorschriften und fügt gelegentlich historische Berichte und Absonderlichkeiten ein, um die Wirkungsweise anschaulich zu illustrieren. Hier weicht er mitunter von seinen Quellen ab.

Bei der Vorstellung der Pflanzen beschreibt er in vielen Fällen aus dem Pflanzengeschlecht jeweils nur eine Sorte, ohne Hinweis auf die übrigen dazugehörigen Arten; dieser ausgewählten Sorte widmet er sich dann intensiv. Auffallend ist die Beobachtung, dass eine große Anzahl der Kräuter, Stauden und Blumen aus dem Bereich der Kulturpflanzen stammt, d. h., sie werden aus Samen gezogen und sind in eigens angelegten Kräuter- oder Lustgärten zu finden. Das würde gut zu dem Tatbestand passen, dass Liegnitz sich schon frühzeitig durch ausgedehnte Kräutereien und geschickte Kräuterer auszeichnete. Anzumerken ist, dass Ende die Praxis des Okulierens für die Veredlung von Obstbäumen kannte.

Zum Inhalt des Kräuterbuches

Bei den lateinischen Kräuternamen bezieht Ende sich wohl auf Tabernaemontanus, ohne ihn zu zitieren. Dieser stellt jeweils in einem eigenen Kapitel die gebräuchlichen Namensformen (mit Quellenangaben) vor. Ende entscheidet sich oft für die am meisten benutzten Benennungen, insbesondere die bei den Apothekern und Sammlern üblichen.

Bemerkenswert, weil selten ausdrücklich auch im Bild festgehalten, ist die Vorstellung beider Geschlechter der Aloe: der *Aloe vulgaris* und der *Alöe spinosa.*

Auch von dem in mancherlei Art und Geschlecht vorkommenden Knabenkraut bildet er sehr elegant und kunstvoll zweierlei Gestalten ab: das Knabenkraut mit grünen, schwarz gepunkteten Blättern mit hohem Blütenstängel, besetzt mit rosaroten Blüten, und das kleine wohlriechende Knabenkraut mit weißen oder bleichgelben Blüten und zwei sackförmigen Wurzeln. Als medizinische Indikation empfiehlt er es zu einem ganz speziellen Zweck. Galenus folgend schreibt er: *Wenn man die Wurtzel eße oder darüber trincke, so errege sie den Appetit zu den Ehelichen Wercken, vnd mehre die Natur gewaltig*. Er berichtet ferner zu dem Thema, dass eine von Tabernaemontanus zubereitete Mixtur *den vnnvermöglichen Mannen ohn allen Schaden ihrer Gesundheit* zur Erweckung ihrer Manneskraft verhilft.

Zum Wachstumsgebiet der Alraune oder (lat.) Mandragora gibt Ende an, dass sie *auf Hohen Gebürgen, sonderlich auf Vnserm Schlesischen, so genandten Riesen-Gebirge* wachse, *aber auch inn Lustgärtten gezeuget* werde. Bereits seit der Antike ranken sich um diese Pflanze zahlreiche Legenden und Phantastereien. Auch unser Autor kann sich ihnen nicht entziehen und notiert unter Bezugnahme auf Tabernaemontanus: *Es machen die Landfahrer mit dieser Wurtzel viel Wesens, sagen sie müße unter einem Galgen ausgegraben werden, darzu gehöre ein Schwartzer Hund, der sie mit einem Strick ausreiße, da schreie die Wurtzel, darumb müße der Ausgraber die Ohren Verstopfen, das er es nicht höre, sonst stehe er inn Gefahr seines Lebens. Verkaufen sie also Teuer, sagen sie mache glückseelig vnd die Frauen Fruchtbar.*

Zu den Begleiterscheinungen und Folgen der damaligen großen Kriege gehörten auch immer wieder die verheerenden Pestepidemien. In Schlesien gab es zudem mehrere Pestausbrüche, u. a. 1625 und 1633, bei denen in Breslau etwa ein Drittel der Bevölkerung starb. Eine verheerende Pestwelle ereignete sich dann im Jahre 1680, sie verbreitete sich von Konstantinopel über Ungarn, Prag, Dresden, Leipzig, Halle bis nach Magdeburg, und auch Schlesien blieb nicht verschont. Ende kannte diese Seuche vermutlich aus eigenem Erleben, denn er beschreibt viele Pflanzen als Heilmittel. Über die Wirkungsgeschichte der weißen Eberwurz im Zusammenhang mit der Pest und über die Herkunft des lateinischen Namens *(Carolina)* weiß er zu berichten, dass sie *vom Kayser Carolo V.* [reg. 1519-1550] *Carolina genand, weil bey seiner*

Regierung unter seinem Kriegsheer große pest entstanden, vnd Ihm ein Engel im Traum angezeigt, auf welch Kraut er diesen seinen Pfeil schißen würde, daß solte wieder die Pest gebrauchet werden, habe darauf der Engel den Bogen abgedruckt, vnd sei der Pfeil auf die Eberwurtz gefallen, wormit hernach die Pest curiret worden. Tabernaem. Tabernaemontanus siedelt das Geschehen aber unter Kaiser Karl dem Großen an.

Bei der medizinischen Anwendung der Geißraute spricht er von einer *gewissen artznei* gegen Pestflecken.

Über die praktische Anwendung der weißen Nieswurz (= weißer Germer, auch Lauskraut) bei einer Erkrankung an der Pest weiß er Folgendes zu berichten: *Die Soldaten haben ein Experiment im Felde, wider die Pest-Drüsen: Sie zerren die Haut von der Drüsen, inn die Höhe, stechen einen glühenden Dratt dadurch, stecken inn das gebrandte Loch ein stücklein von der Wurtzel, mit Butter bestrichen, das Zeucht den Gift gewaltig aus. Ist die Drüse unter der Achsel, thut man solches oben am Arm, ist sie an der Schooß, so wird das Loch oben am dicken Schenckel gemacht.*

Zum Galbankraut scheint ihm folgende Notiz mitteilungswert zu sein: *Dieses seltsame Gewächß wird heutigen Tages von fleißigen Medicis vnd Apoteckern inn die Lustgärten gezeuget wächset sonst inn der Landschaft Syriens. GalbanSaft inn den Holen Zahn gethan, stillet das Wehethun deßelben, mit Weyra*[u]*ch gemischt.* Diese Plage wird vermutlich nicht selten aufgetreten sein!

Er bezieht sich häufig ausdrücklich auf Tabernaemontanus' Hinweise und rät, sie zu befolgen. Zum Hohlwurz heißt es: *Dieses Pflaster heilet insgemein alle Schäde*[n], *vnd Wunden, obgleich die Nerven entzwey weren, machet frisch Fleisch wachsen, darumb alle Wundärtzte es billich bereiten solten damit nicht so viel Leute verwarloset würden. Tabernaem.*

Bei der Darstellung von Wirkung und Verwendung des Indianischen Pfeffers geht er über sein Vorbild hinaus und zitiert außerdem Lobelius und Ravelingius, dessen Ratschläge zur Zahnpflege er hier notiert.

Schilderung und Einsatz des Mondenkrauts schöpfte er hauptsächlich aus anderen Quellen, wo die Pflanze auch als Mondraute (Mondviole, Silberblatt) bezeichnet wird. Die Verwendung als Salat einerseits und als Heilmittel andererseits entnimmt unser Autor Dodonaeus, Lobelius und Lonicerus. Auch merkt er an, dass sich die Alchimisten des Krautes in Geheimrezepten zur Goldherstellung bedienen.

Mitunter zieht Ende Querverbindungen zu verschiedenen Pflanzen, wenn sie vergleichbare Wirkungen bei medizinischen Anwendungen auslösen, z. B. die Berberitzen (*Berberis*, auch Versich genannt, mit Bezug auf Dodonaeus): Er weist auf die gleiche Wirkung des »Saurach« hin, den er in einem gesonderten Kapitel behandeln will, was er aber nicht tut. Er stiftet hier Verwirrung gegenüber Tabernaemontanus. Dieser unterscheidet in seinem Kapitel »Saurauch« zwei Gattungen: den Hagdorn und den Saurauch (lat. *Berberis*), auch Erbsel, Sauerdorn, Peisselbeer oder Versich genannt. Die zweite Gattung entspricht der von unserem Autor beschriebenen Berberitze. Ebenso bleibt sein Hinweis am Schluss des Kapitels »Fenchel« auf weitere Informationen im (dann nicht geschriebenen) Kapitel »Saufenchel« unausgeführt. Tabernaemontanus eröffnet dazu ein eigenes Kapitel »Sewfenchel« (lat. *Peucedanum*, auch *Foeniculum porcinum, Cauda porcina, Herba thuris*). Am Ende des Kapitels »Citronenbaum« hält Ende einen Hinweis auf vergleichbare Wirkungen der Pomeranzen für angebracht, vergisst aber die entsprechende Seitenangabe im diesmal ausgeführten Kapitel.

Bisweilen neigt er dazu, sehr selten benutzte Quellen für seine Mitteilungen heranzuziehen. Als Beispiel dafür möge die Beschreibung der Heilwirkungen des Safran, der aus den Staubgefäßen des Krokus gewonnen wird (*Crocus*), dienen, insbesondere die Aufbereitung mit Milch, Opium oder Rosenöl als wirksames Mittel bei besonders starken Schmerzen. Er bezieht sich hier neben Lobelius und Galenus auf die Praxis des byzantinischen Mediziners Simon Sethi. Obwohl er auf Tabernaemontanus keinen Bezug nimmt, scheinen aber seine Ausführungen ein Exzerpt aus dessen Kräuterbuch zu sein, was ein Textvergleich nahelegt.

Manchmal kann man sich als Leser bei der Lektüre der von ihm empfohlenen Rezepte einer gewissen Heiterkeit nicht erwehren. Dafür bietet der Safran schöne Beispiele. Er wird z. B. als Muntermacher vorgeschlagen: *wenn einer 3. quintl*[ein] *Saffran inn Wein trincke, mache er den Menschen sehr lustig.* Übermäßiger Gebrauch kann aber das Gegenteil bewirken: *daß er bald truncken mache und das Haubt be-*

schwere. Wenn jemand unter Epilepsie leide, *sol man Safran mit scharfem Eßig und Biebergeil vermischen, eine Feder drein tuncken und inn die Nase stecken. An die Brust vnd Pulß gebunden, stärcket die Ohnmächtigen.*

Im letzten Drittel des Kräuterbuches beruft sich Ende nur noch selten auf sein großes Vorbild, obwohl alle von ihm beschriebenen Pflanzen dort enthalten sind. Auch fällt auf, dass die Beschreibungen kürzer werden und oft überhaupt keine Quellen mehr genannt werden. Die Qualität seiner Schnitte dagegen bleibt unverändert anspruchsvoll.

Besondere Beachtung verdient aber die Aufnahme der Pflanze Thee *(Herba Thee)*, die unser Autor in keiner seiner Vorlagen finden konnte. Sie ist in Südasien beheimatet. Die erste Erwähnung des Teestrauches in europäischen Quellen im Jahre 1559 verdanken wir dem venezianischen Seefahrer Gian Battista Ramusio. 1610 tauchte erster echter Tee in Holland auf. In Süddeutschland beschreibt der Augsburger Bürger Martini seine Anwendung und Wirkung. In der Apotheken-Taxe von Liegnitz ist Tee 1662 nachweisbar, in Ulm wird er 1664 und 1667 als »Herba Schak« in der Apotheke in Nordhausen gehandelt. Über Herkunft und Gebrauch weiß Ende Folgendes zu berichten: *Wird aus China inn Teutschland gebracht. Sein Nutz ist soweit bekand daß man die Blätter in Warm Waßer weiche, und selbes Waßer auch Warm trincke. Dienet das Podagra von Grundaus Zuvertreiben. probatissimum.* Gestalt, Zeit, Wirkung und Temperament werden nicht beschrieben. Vielleicht war unser Autor hier sein eigener Proband, da er den Einsatz als Heilmittel bei Gichtanfällen ausdrücklich lobt.

Den Genuss eines speziell mit Wermut zubereiteten Getränks empfiehlt er einer Berufsgruppe ganz besonders: *Die Goldschmiede, so viel mit quecksilber umbgehen, sollen ihnen den Wermut mit Wein anbefohlen sein laßen, denn er dienet wider alle Vergiftunge*[n]. Liegnitz war zur damaligen Zeit mit Goldschmieden gut ausgestattet. Wermut(kraut) des Morgens nüchtern verzehrt, beuge zudem der Trunkenheit vor.

Unter den vielerlei Arten des Wullkrautes *(Verbascum)* wählt er die uns bis heute bekannte Königskerze aus und hebt sie als wirksames Mittel gegen die Epilepsie hervor. Er schreibt dazu: *Die erfahrenste*[n] *Medici rühmen dieses Kraut vortreflich, wider die fallende Sucht.* Schließlich beruft er sich noch auf Informationen von Dioskurides und Galenus zum Gebrauch der Königskerze als Haarpflegemittel: *die Blumen machen schöne Haar, wenn sie inn lauge geleget und das Haubt damit gewaschen würde.*

Auffällig, weil abweichend vom gewohnten Beschreibungsschema, sind die Informationen über die Zuckerwurz, uns heute geläufig unter der Bezeichnung Süßkartoffel. Er bezieht sich zunächst auf Clusius (Gestalt) und fährt dann fort: *Die Einwohner der neuen Welt eßen (!) die Wurtzeln, so wol rohe als gekocht, inngleichen die Spanier, braten sie inn der Aschen, nehmen dann die äuserste Schale hinweg, schneiden sie* [in] *scheiblein, vnd eßen es mit Oel, Eßig vnd Saltz, oder mit Wein, Rosen Waßer vnd Zucker, Ist allein ein delicates wesen aber keine Artznei.*

Für quasi universell einsetzbar hält er das auch heute gern verwendete Dillkraut. Es dient den Köchen als pikantes Gewürz, u. a. zum Einwecken von Gurken. Als Heilmittel bringt es Linderung bei Schmerzen generell, insbesondere bei Leib- und Magenschmerzen, regelt die Verdauung, hilft auch bei Kopf-, Ohren- und Zahnweh, sogar bei schweren Träumen und unruhigem Schlaf. Die darunter leiden, *sollen sich frisch dillkraut unter das Haubtküse*[n] *oder inn Ihr Schlafhaube legen.*

Schließlich möge unser Autor zur Verwendung der Zwiebel noch einmal zu Wort kommen. Er gibt neben vielen guten Hinweisen und Rezepten, auch gegen die Pest, noch einen bemerkenswerten Rat: *Die viel Studieren, sollen nicht Zwiebeln eßen, auch die nicht so blöde Augen haben und übelen gehöres sind. Sie blöhen den Leib.*

Ein alphabetisches Register der behandelten Krankheiten beschließt den Band. Es gestattet uns einen interessanten Einblick in die seinerzeit wohl am meisten verbreiteten gesundheitlichen Beschwerden. Das wahrscheinlich größte Problem war die Pest in ihren unterschiedlichsten Arten, die sich in Form von Epidemien immer wieder ausbreitete. Die Gegenmittel sind mannigfach im Register aufgelistet. Vorgestellt werden hier Aloe, Zitrone, weiße Eberwurz, Geißraute, Liebstöckel, weiße Nieswurz, Salbei und Zwiebel. Deren tatsächliche Wirkung ist schwer zu beurteilen. Schwierigkeiten verursachten aber auch immer wieder Erkrankungen der inneren Organe wie Blase, Galle(nstein), Niere (Gelbsucht, Nierenstein), Magen, Milz, vor allem Brust, Herz und Lunge. Kopf- und Zahnschmerzen werden ebenfalls häufig thematisiert. Gleichermaßen spielen Frauenleiden, Schwangerschaft und

Geburtshilfe eine bedeutende Rolle. Große Aufmerksamkeit wird zudem der Wundbehandlung geschenkt. Daneben finden wir aber auch Empfehlungen zur Körper- und Schönheitspflege; sogar Rezepte für eine schmackhafte Essenszubereitung sind im Register enthalten.

Last, but not least sollte noch ein (umfangreicher) Registereintrag angesprochen werden, der offensichtlich ein allgemeines Interesse an wirksamen Medikamenten widerspiegelt: *Eheliche Wercke stärcken, Reitzen.* Zahlreiche Rezepte und Hinweise sollen zur erfolgreichen und lustvollen Zeugung von Nachwuchs ermuntern und sogar Hilfestellung geben, das Geschlecht des künftigen Babys selbst zu bestimmen.

Johann Christoph Ende breitet vor seinen Lesern ein umfassendes Spektrum der Pflanzen aus, die sich traditionell als wirksame und erprobte Mittel zur Heilung oder Linderung von Krankheiten erwiesen haben. Dreh- und Angelpunkt seiner umfassenden Pflanzenbeschreibungen sind einerseits die Pflanzenbiografien in Bild und Wort und andererseits der Einsatz dieser Pflanzen in der Medizin. Dadurch erhält sein Buch neben der außerordentlich dekorativen Wirkung und künstlerischen Strahlkraft auch einen erstaunlich praktischen Nutzen bis in die Gegenwart. Er liefert die entsprechenden Rezepturen und Einnahmevorschriften, deren Beachtung den erwünschten Erfolg durchaus wahrscheinlich machen kann; bemerkenswert ist hier der hohe Anteil von Weinzugaben bei der Zubereitung. Es sind überwiegend Pflanzen, die wohl allgemein bekannt sind und deren Fundorte zumeist im lokalen Umfeld liegen. Neben den wild wachsenden Kräutern widmet Ende sich in seiner Darstellung den Kulturpflanzen, also den in Kräuter-, Lust- und Hausgärten eigens angebauten Sorten. Es sind fast immer bewährte und traditionelle Objekte, selten exotische oder noch quasi unbekannte Pflanzen, deren Gebrauch er empfiehlt. Hervorzuheben ist die Beobachtung, dass eine erstaunlich hohe Anzahl von Wildkräutern oder Gartenpflanzen anzutreffen ist, die in der Naturheilkunde durchaus auch heute noch verwendet werden.

Anschaulich und verständlich bringt unser Autor dem Leser sein Thema nahe. Die Übersichtlichkeit wird nicht nur durch Zwischenüberschriften erreicht, sondern auch durch das Auswerfen von Stichwörtern am Rand. Sie bieten eine gute und schnelle Orientierung für eine gezielte Suche, z. B. ob diese Pflanze für die Behandlung spezieller

Beschwerden (Gicht, *Zahnwee* etc.) geeignet ist. Wie auch bei seinen Vorbildern üblich, orientiert er sich eng an den von ihm benutzten Quellen, die er – nachvollziehbar, d.h. überprüfbar – zitiert. Eigene Forschungen oder Experimente scheint er nicht betrieben zu haben. Zumindest gibt er nicht zu erkennen, dass seine Darlegungen auf eigenen Erfahrungen beruhen. Dennoch verfügte er über recht umfangreiche thematisch gebundene Kenntnisse und war kein Dilettant. Neben der Fülle von sachlichen und seriösen Informationen besitzt sein Buch einen nicht zu unterschätzenden Unterhaltungswert. Denn mitunter flicht er Kuriosa und Wundergeschichten ein, die mit der Wirkungsweise bestimmter Pflanzen zusammenhängen sollen. Doch erfindet er sie nicht selbst, sondern entnimmt sie ebenfalls seinen Quellen.

Wenn wir zum Schluss noch einmal alle von Johann Christoph Ende ausgewählten, sorgfältig beschriebenen und sowohl in ihrer Wirkungsweise als auch in ihren Anwendungsmöglichkeiten durchaus sachkundig kommentierten Pflanzen Revue passieren lassen, ist Folgendes erwähnenswert: Sie wachsen fast alle auch heute noch auf Wiesen und Feldern, in Wäldern, an Ufern von Bächen und Flüssen und in den Bergen. Sie werden in Gärten gezüchtet und nach wie vor für die Herstellung von Heilmitteln genutzt. Noch heute erfreuen wir uns neben den hier besonders thematisierten Kräutern und Pflanzen am prächtigen Eisenhut, den wilden Stiefmütterchen (Freysamkraut), den Johannisbeeren, aber auch an den Malven (Herbst-Rosen), den duftenden Maiglöckchen im Frühling, den Pfingstrosen (Paeonien) sowie den leuchtend roten Mohnblumen (Klapper-Rosen) in den Getreidefeldern, dem vielfarbigen Feldrittersporn und im Spätsommer/Frühherbst an violett blühendem Heidekraut. Liebstöckel und Salbei als Gewürze, Mangold und Lattich als Gemüse gehören auch wieder zur gesunden, modernen Küche.

Von der Gestaltung her gesehen liegt hier ein mehrfach ungewöhnliches, zugleich einzigartiges Zeugnis barocker Buchkultur aus den 80er Jahren des 17. Jahrhunderts vor: ein handgeschriebenes Heilpflanzenrepertorium, durch den Verfasser illuminiert mit Weißschnitten, einer für dieses Genre unikalen Ausstattungstechnik.

Renate Schipke

REGISTER DER IN DEN PFLANZENBESCHREIBUNGEN ENTHALTENEN PERSONENNAMEN

Aegineta d. i. Paulus Aegineta (= Paulos von Aigina, 625-690), byzantinischer Arzt aus Ägina (Griechenland), schrieb ein medizinisches Kompendium in sieben Büchern.
Aloe

Aetius d. i. Aetios von Amida (502-575), Hofmedicus von Kaiser Justinian in Konstantinopel, seine medizinischen Schriften beruhen auf Werken von Pedanios Dioscurides und Galenos.
Salbei

Agrippa d. i. vielleicht? Henrich Cornelius Agrippa von Nettesheim (1487-1535), Magier, Philosoph und Naturwissenschaftler, studierte Jura und Medizin, Verfechter der »geheimen« Wissenschaften.
Salbei

Apuleius d.i. Lucius? Apuleius von Madaura (um 123- nach 170), römischer Schriftsteller und Philosoph, bekannt durch sein Hauptwerk *Metamorphoses* (deutsch: Der goldene Esel), im Mittelalter war weit verbreitet seine (unechte) Schrift *Herbarius*, ein illustriertes Handbuch der Heilpflanzen (im 4. Jh. n. Chr. entstanden und ihm nachträglich zugewiesen).
Knabenkraut

Bauhinus d. i. Caspar Bauhin (1560-1624), studierte Botanik und Anatomie in Basel und bearbeitete 1613 das Kräuterbuch von Tabernaemontanus neu.
Safran

Brunfels(i)us d. i. Otto Brunfels (1488-1534), deutscher Theologe, Humanist, Arzt und Botaniker. Zusammen mit Leonhart Fuchs und Hieronymus Bock (lat. Tragus) gehört er zu den »Vätern der Botanik«.
Fenchel, Geißblatt, Geißraute, Liebstöckel, Mayenblümlein

Clusius d. i. Charles L'Écluse (lat. Carolus Clusius) (1526-1609), flämisch-niederländischer Gelehrter, Mediziner und Botaniker (der wohl beste Pflanzenkenner seiner Zeit), u. a. Hofbotaniker Kaiser Maximilians II. in Wien.
Zuckerwurz (= Süßkartoffel)

Constantinus IV. d. i. Flavius Constantinus IV. (652-685), byzantinischer Kaiser. Es handelt sich wohl eher um Constantinus VII. Porphyrgenitos (905-959), im 10. Jh. wurde für ihn eine »Geoponika« (20 Bücher über die Landwirtschaft) verfasst. Das Zitat stammt wörtlich aus: Helbach, Friedrich: Oenographia, Weinkeller oder Kunstbuch vom Wein … alles was vom Weinstock, Wein vnd derselben Arzney mag gesagt werden … aus vielen berühmten Scribenten zusammen getragen. Frankfurt a. M. 1604, S. 136. Hier wird Constantinus IV. genannt.
Wermut

Dioscorides d. i. Pedanios Dioskurides (1. Jh. n. Chr.), griechischer Arzt, gilt als Pionier der Pharmakologie. Sein berühmtes Werk enthält ca. 1000 Heilmittel pflanzlichen, tierischen und mineralogischen Ursprungs.
Alraune, Zitronenbaum, weiße Eberwurz, Galbankraut, Geißblatt, Gülden Wiederthon, Herbst-Rosen, Heide, Knabenkraut, (Garten-)Kresse, Lattich, Mangold, (Feld-)Rittersporn, Wullkraut (= Königskerze), Zwiebel

Dodonaeus d. i. Rembert Dodonaeus (= Dodoens, eigentlich Rembert van Joenckema, 1517-1585), flämischer Botaniker, beeinflusst von Leonart Fuchs, Otto Brunfels, Hieronymus Bock (lat. Tragus).
Berberitze, Zitronenbaum, Fenchel, Freysamkraut, Gottesgnade, Gülden Wiederthon, Herbst-Rosen, Heide, Indianisch Pfeffer, Johannes-Träublein, Lattich, Mondenkraut, Salbei

Durandus d. i. Castore Durante (1529-1590), italienischer Mediziner und Botaniker, Leibarzt von Papst Sixtus V.; 1585 erschien sein *Herbario novo* mit Beschreibungen von Heilpflanzen aus Europa und Indien.
Zitronenbaum

Fernelius d. i. Joannes Fernelius (= Jean François Fernel, um 1497-1558), französischer Mediziner, Leibarzt König Heinrichs II. und Katharinas von Medici.
Zitronenbaum, (Garten-)Kresse, Peonien, Zwiebel

Fuchs(ius) d. i. Leonhart Fuchs (1501-1566), zusammen mit Otto Brunfels und Hieronymus Bock (lat. Tragus) gehört er zu den »Vätern der Botanik«. 1543 erschien in Basel sein reich bebildertes Kräuterbuch, das wohl zu den schönsten Büchern dieses Genres gehört.
Alraune, Herbst-Rosen, Klapper-Rosen, Liebstöckel

Galenus d. i. Claudius Galenus (oder Galenos, 130-210) aus Pergamon, vorwiegend in Rom tätiger griechischer Arzt und Anatom, einer der bedeutendsten Ärzte des Altertums.
Dill, Geißraute, Gülden Wiederthon, Heide, Knabenkraut, (Garten-)Kresse, Lattich, Nieswurz, Peonien, Safran, Wullkraut (= Königskerze), Zwiebel

Hali d. i. Hali Abbas Masoudi (gest. 994), berühmter persischer Arzt, sein Werk wurde im 11. Jh. von Constantinus Africanus in lateinischer Übersetzung unter dem Titel »Liber Pantegni« (Buch der gesamten Medizin) in ganz Europa verbreitet.
Galbankraut

Holler(i)us d. i. (Stephanus) Jacobus Hollerius (= Jacques Houllier, 1498-1562), französischer Mediziner, berühmter Kommentator der Werke des Hippokrates.
Zwiebel

Lobolius (recte:) *Lobelius* d. i. Matthias Lobelius (= L'Obel, 1538-1616), flämischer Botaniker, Verfasser mehrerer großer Kräuterbücher, beeinflusst von Guillaume Rondolet.
Herbst-Rosen, Indianisch Pfeffer, Mondenkraut, Safran

Lonicerus d. i. Adam Lonitzer (lat. Adamus Lonicerus, 1528-1586), deutscher Naturforscher, Mediziner und Botaniker; verfasste u. a. ein *Kreuterbuch*, erstmals erschienen 1557, bis 1783 in insg. 27 Auflagen gedruckt.
Mondenkraut

Macer d. i. Macer floridus auch »De viribus herbarum«, ist ein (früher Aemilius Macer zugeschriebenes) von Odo Magdunensis (= Odo von Meung) um 1065 verfasstes Lehrgedicht über die gebräuchlichsten Heilkräuter und galt im Mittelalter als Standardwerk.
Salbei

Matthiolus d. i. Petrus Andreas Matthiolus (Pierandrea Matthioli, 1500-1577), Hofarzt Kaiser Maximilians. Von ihm erschien u. a. (1544) eine Prachtausgabe des lateinischen Dioskurides Pedanios mit blattgroßen Pflanzendarstellungen.
Alraune, Zitronenbaum, Geißraute, Gottesgnade, Gülden Wiederthon, Herbst-Rosen, Hohlwurz, Knabenkraut, (Garten-)Kresse, Liebstöckel, Mayenblümlein, Peonien, (Feld-)Rittersporn, Wullkraut (= Königskerze)

Mesue d. i. Johannes Mesue (senior, um 777-um 857), syrischer Arzt und Schriftsteller persischer Abstammung, Verfasser zahlreicher medizinischer Werke.
Aloe

P. Porterus (recte:) *P. Poterius* d. i. Petrus Poterius (1594-1657), französischer Arzt, Chemiker und Pharmakologe, praktizierte in Bologna und Paris, Leibarzt des französischen Königs.
Rosen

Plinius Secundus (maior) d.i. Gaius Plinius Secundus (maior, 43-79), römischer Gelehrter, Offizier und Verwaltungsbeamter, bedeutend durch sein enzyklopädisches Werk zur Naturkunde, *Naturalis historia*, geworden.
(Garten-)Kresse, Salbei, Wullkraut (= Königskerze)

Ravelingius d.i. Joost van Ravelingen (lat. Justus Raphelengius, 1573-1628), jüngster Sohn des niederländischen Gelehrten und Druckers Franciscus Raphelengius sen.), Botaniker, Mediziner und Dichter, bearbeitete und erweiterte u.a. das Kräuterbuch des Rembert Dodoens (s.o.).
Indianisch Pfeffer

Rondeletius d.i. Guillaume Rondelet (1507-1566), französischer Anatom und Naturforscher (Meeresbiologe), Begründer des »Anatomischen Theaters« an der Universität in Montpellier, Korrespondenz u.a. mit Caspar Bauhin und Matthias Lobelius.
Alraune

Sim(e)on Seth(i) (ca. 1035-ca. 1110), byzantinischer Wissenschaftler, schrieb u.a. *Über die Natur der Dinge* und überarbeitete die Schrift des Michael Psellos *Über die Eigenschaften von Lebensmitteln* (darin 228 Pflanzen und Tiere beschrieben).
Safran

Tabernaemontanus d.i. Jacob(us) Theodor(us) gen. Tabernaemontanus (lat. Namensform nach seinem Geburtsort Bergzabern/Pfalz, um 1522-1590), Apotheker, Botaniker und Mediziner, Schüler von Otto Brunfels und Hieronymus Bock (lat. Tragus), zuletzt als Leibarzt des Kurfürsten Johann Casimir, Pfalzgraf von Pfalz-Simmern tätig.
Aloe, Alraune, Weiße Eberwurz, Eisenhut, Fenchel, Galbankraut, Geißblatt, Geißraute, Gottesgnade, Gülden Wiederthon, Herbst-Rosen, Heide, Hohlwurz, Indianisch Pfeffer, Klapper-Rosen, Knabenkraut

Theophrastos d. i. Theophrastos von Eresos aus Lesbos (374/369 v. Chr.-288/285 v. Chr.), griechischer Philosoph und Naturforscher, bedeutender Schüler des Aristoteles.
Weiße Eberwurz

Tragus d. i. Hieronymus Bock (lat. Tragus, 1498-1554), deutscher Botaniker, Arzt und lutherischer Prediger, zusammen mit Otto Brunfels und Leonart Fuchs zählt er zu den »Vätern der Botanik«.
Herbst-Rosen, Salbei

REGISTER DER PFLANZEN

Der vorliegende Band enthält eine Auswahl aus dem *Kräuterbuch des Johann Christoph Ende;* das handgeschriebene Original befindet sich in der Staatsbibliothek zu Berlin.

 Gesetzt in der Schrift Minion Pro. Gedruckt auf holzfreies, alterungsbeständiges Werkdruckpapier der Firma Cordier, Bad Dürkheim, von der Memminger MedienCentrum AG. Gebunden in Fadenheftung von der Josef Spinner Großbuchbinderei GmbH, Ottersweier. Printed in Germany.
ISBN 978-3-458-20045-1